AF468999

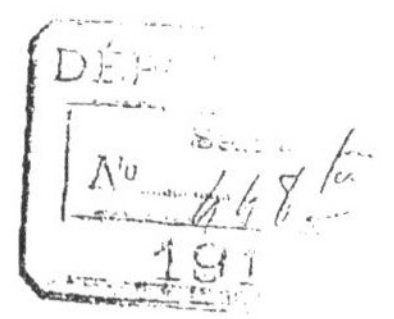

ATLAS

D'ANATOMIE HUMAINE

À L'USAGE DES ÉTUDIANTS ET DES MÉDECINS

par

C. TOLDT

Professeur d'Anatomie à l'Université de Vienne.

Adaptation française d'après la huitième édition allemande

par

M. LUCIEN

Professeur agrégé à la Faculté de Médecine de Nancy.

PRÉFACE de **A. NICOLAS**

Professeur d'Anatomie à la Faculté de Médecine de Paris.

Avec 1505 figures, en partie tirées en couleurs, et 13 radiographies.

FASCICULE II

C. ARTHROLOGIE.

SOCIÉTÉ D'ÉDITIONS SCIENTIFIQUES & MÉDICALES

F. GITTLER, DIRECTEUR

4, Boulevard Saint-André (Place Saint-Michel)

PARIS

1912

IMPRIMERIE PHOTO-TYPO

DE LA

SOCIÉTÉ ANONYME DES ANCIENS ÉTABLISSEMENTS LAUSSEDAT

CHATEAUDUN-PARIS

ARTHROLOGIE.

CONSIDÉRATIONS GÉNÉRALES SUR LES ARTICULATIONS.

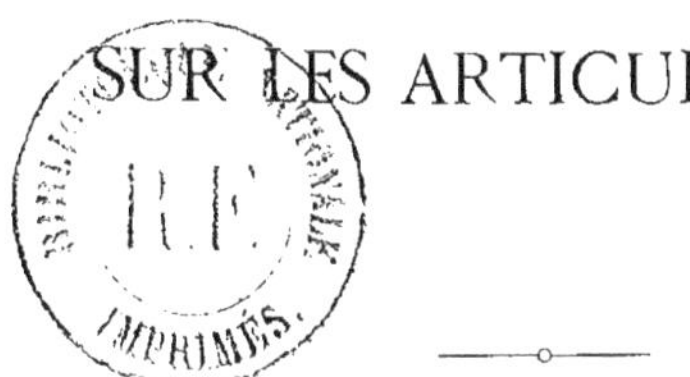

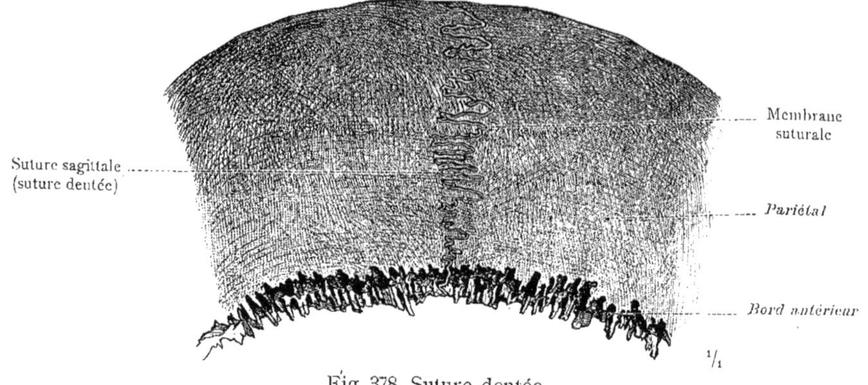

Fig. 378. Suture dentée.

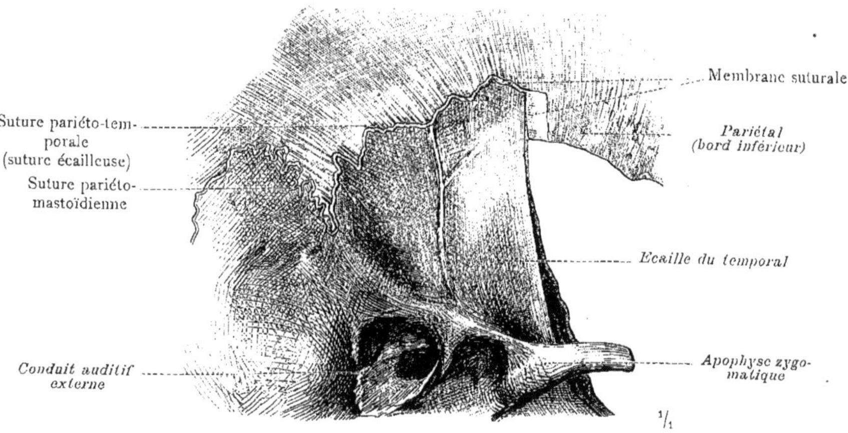

Fig. 379. Suture écailleuse ou squameuse.

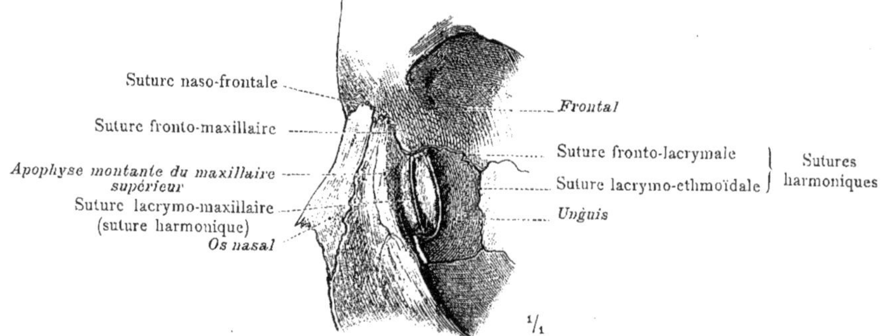

Fig. 380. Suture harmonique.

Synarthroses.

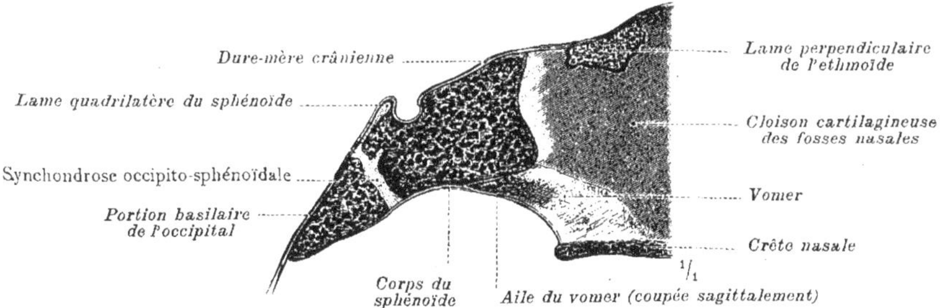

Fig. 381. Synchondrose. Synarthrose à substance interposée cartilagineuse. (Articulation occipito-sphénoïdale chez une petite fille de 2 ans, coupe sagittale.)

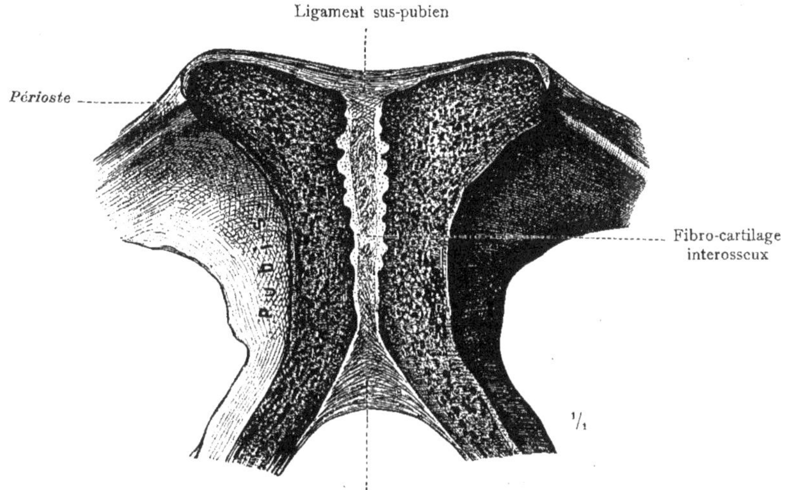

Fig. 382. Amphyarthrose ou symphyse. Symphyse pubienne, coupe frontale, moitié postérieure de la coupe.)

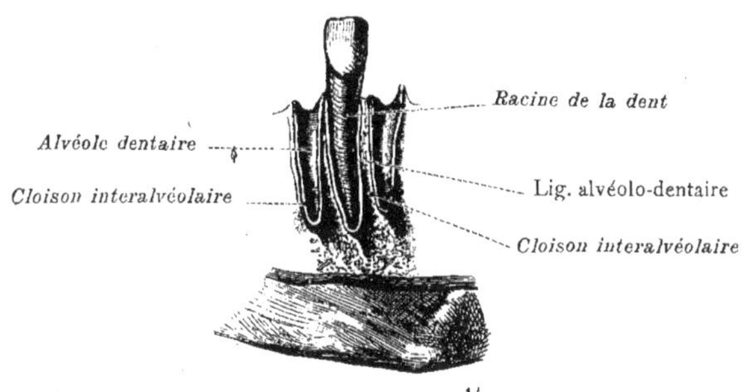

Fig. 383. Gomphose. Articulation alvéolo-dentaire.

Synarthroses. Amphiarthroses.

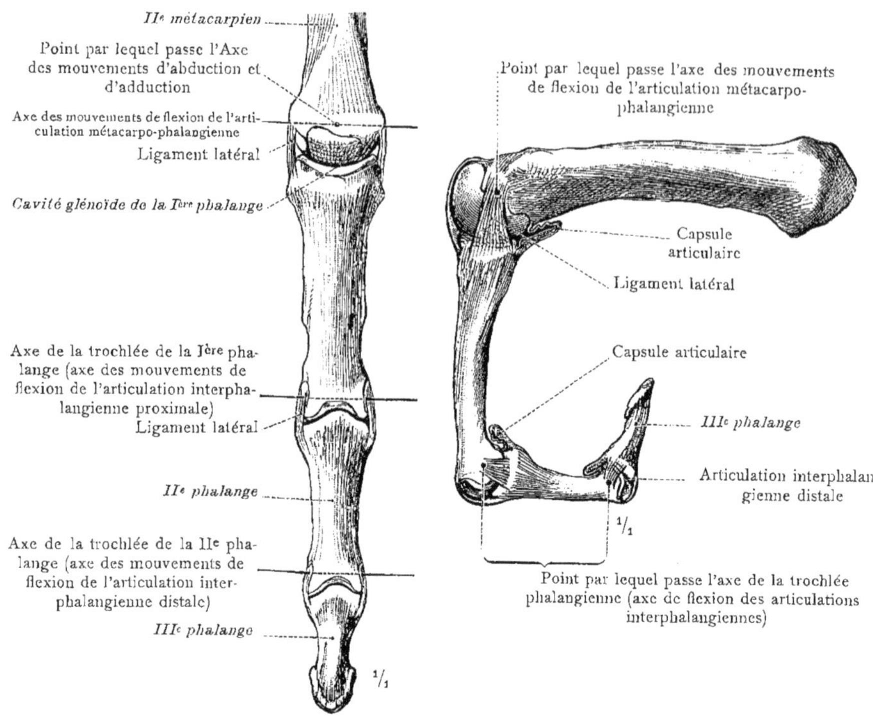

Fig. 384. Position d'extension (vue postérieure).

Fig. 385. Position de flexion. (vue latérale).

Condylarthrose. (Articulation métacarpo-phalangienne.) — Trochléarthroses. (Articulations interphalangiennes de l'index.)

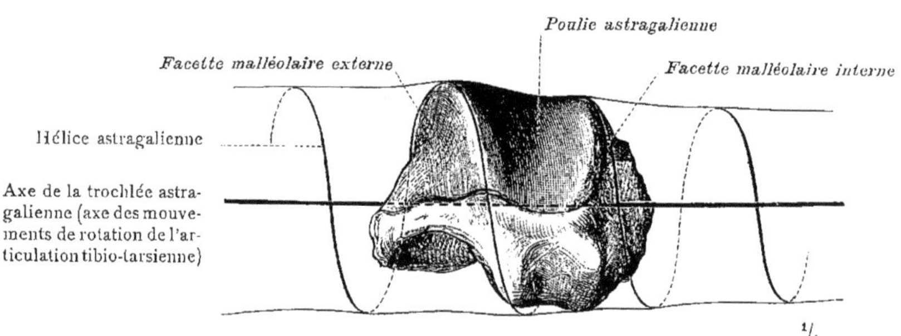

Fig. 386. Articulation trochléenne. (Trochlée de l'astragale gauche, vue postérieure.)

Diarthroses.

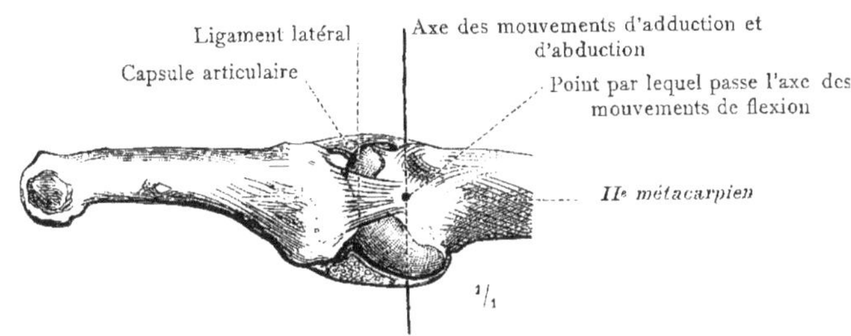

Fig. 387. Condylarthrose. (Articulation métacarpo-phalangienne de l'index, vue latérale.)

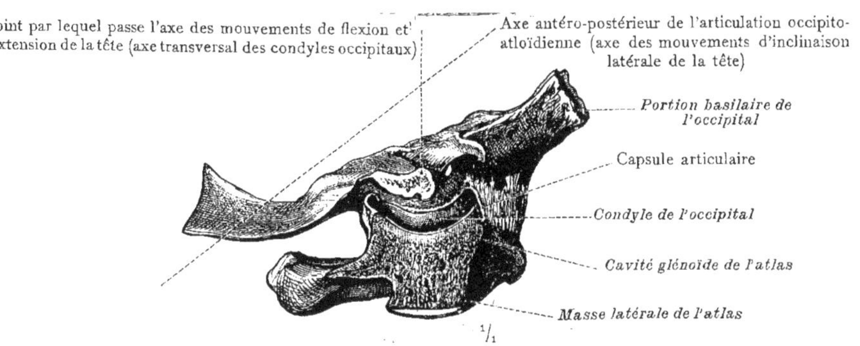

Fig. 388. Articulation double-condylienne.
(Articulation occipito-atloïdienne droite vue par son côté externe; la masse latérale de l'atlas a été en partie réséquée ainsi que la portion adjacente de la capsule.)

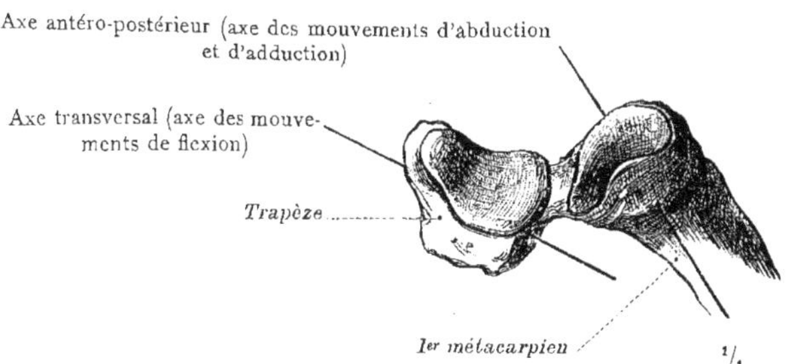

Fig. 389. Articulation par emboitement réciproque ou articulation en selle. (Articulation carpo-métacarpienne du pouce.)

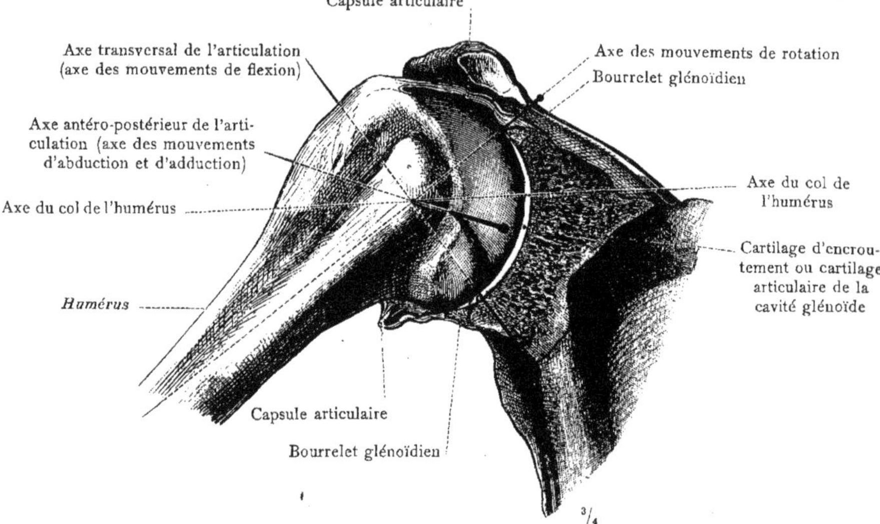

Fig. 390. Enarthrose. (Articulation scapulo-humérale, vue antérieure; la moitié antérieure de la cavité glénoïde de l'omoplate a été enlevée avec la portion correspondante de la capsule articulaire.)

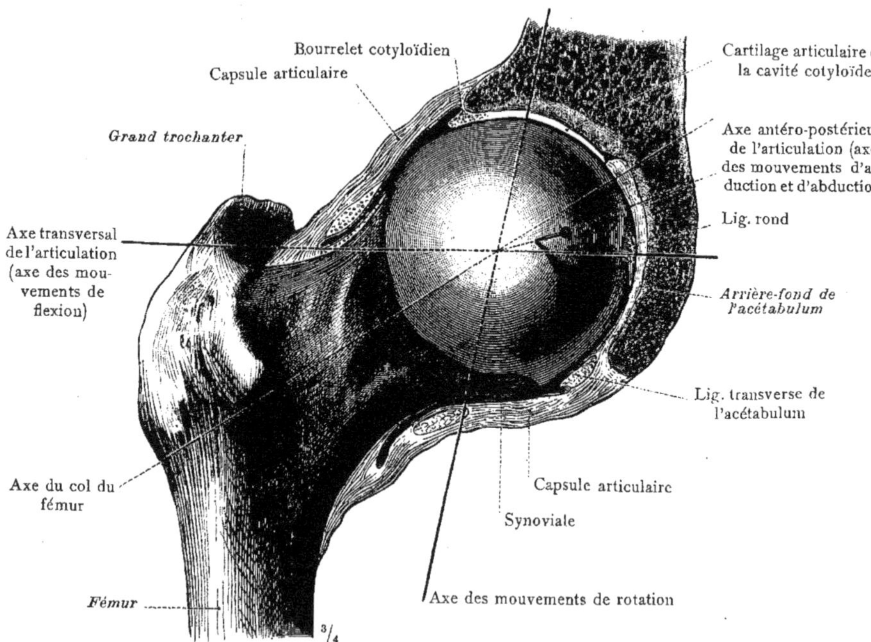

Fig. 391. Enarthrose. (Articulation coxo-fémorale, vue antérieure; la moitié antérieure de la cavité cotyloïde a été enlevée avec la portion correspondante de la capsule articulaire.)

Diarthroses.

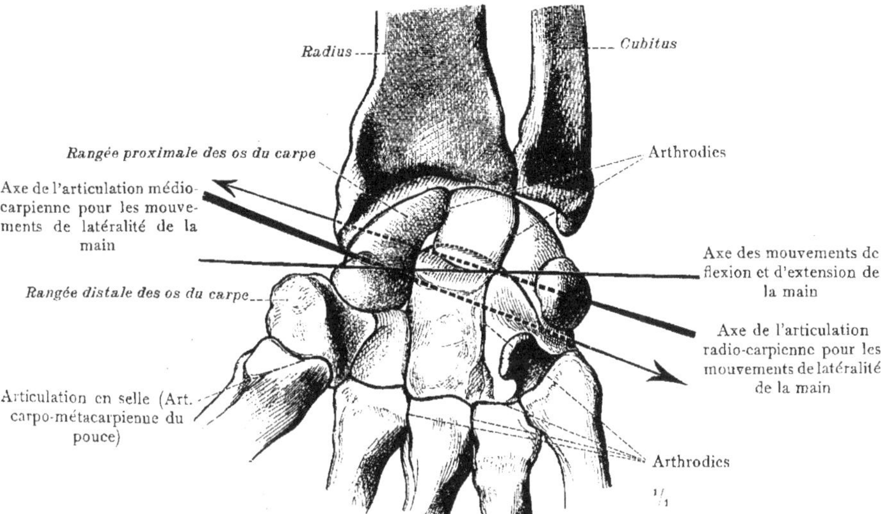

Fig. 392. Articulations composées. Articulations radio-carpienne, médio-carpienne, carpo-métacarpienne.

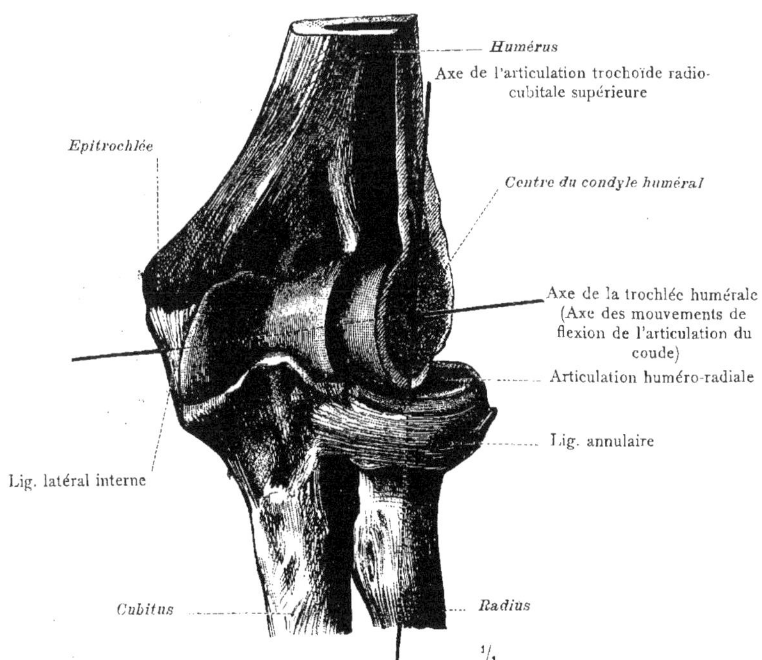

Fig. 393. Articulation composée (articulation du coude). Trochléarthrose huméro-cubitale et articulation trochoïde radio-cubitale supérieure.

Arthrodies. Articulation trochoïde.

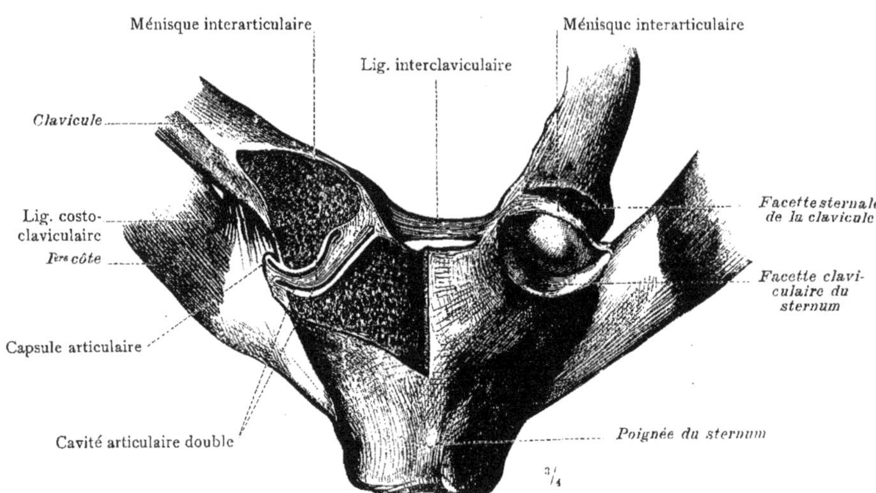

Fig. 394. Ligaments à distance. Ménisque interarticulaire.
(Articulation sterno-claviculaire, vue antérieure. Du côté droit, une section vertico-transversale a été pratiquée à travers l'articulation; du côté gauche, la capsule a été ouverte et la clavicule attirée en arrière.)

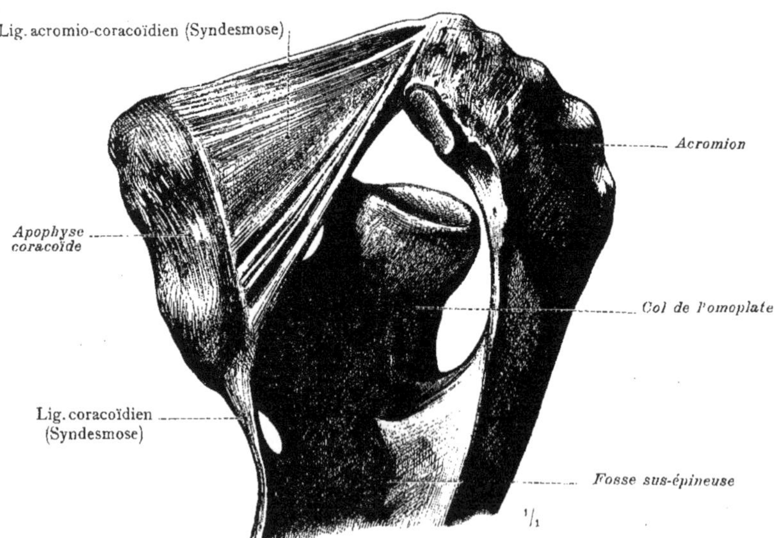

Fig. 395. Ligaments propres du scapulum.

Ligaments à distance. Syndesmoses. Ménisque interarticulaire.

ARTICULATIONS DU TRONC.

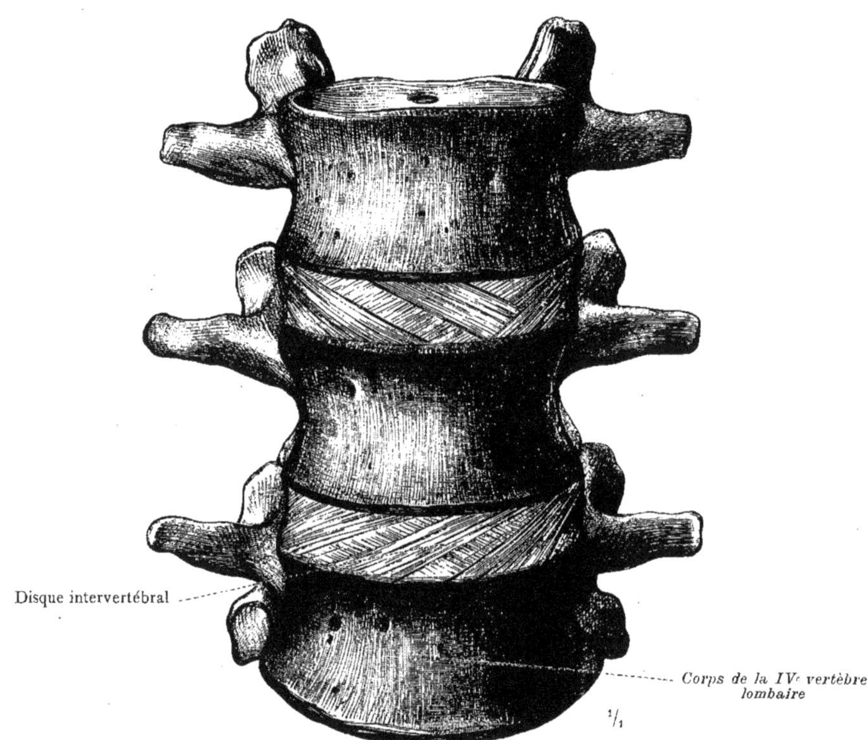

Fig. 396. Disques intervertébraux.
(Vue antérieure des deuxième, troisième et quatrième vertèbres lombaires.)

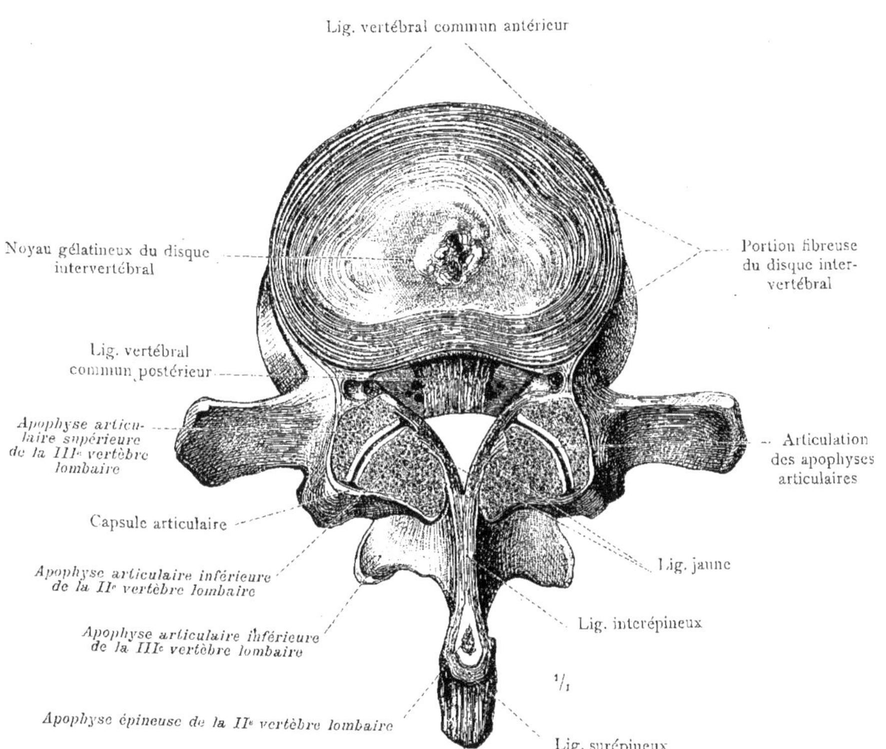

Fig. 397. Disque intervertébral ou ligament interosseux unissant les deuxième et troisième vertèbres lombaires. (Coupe horizontale, moitié inférieure de la coupe.)

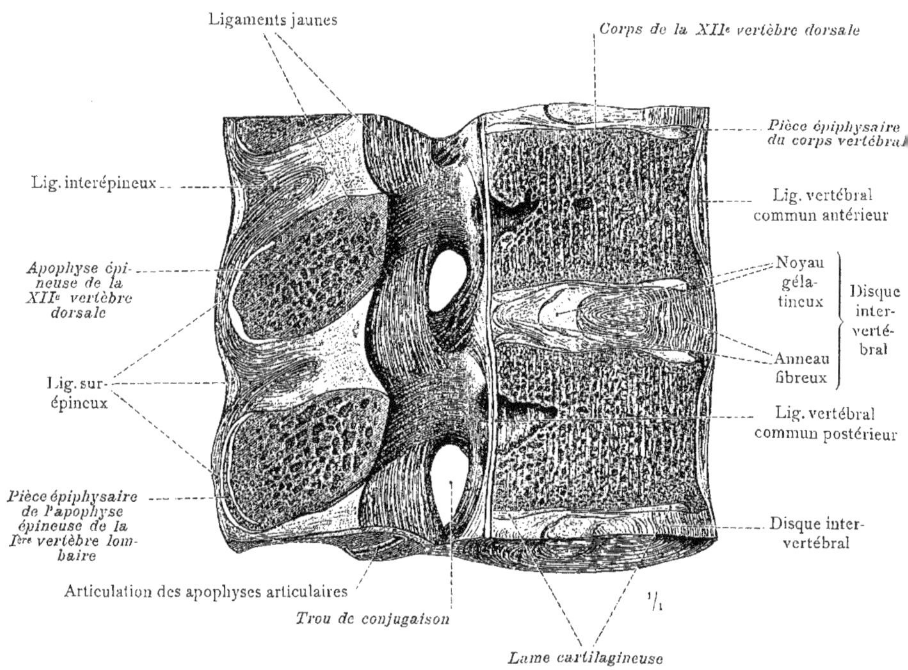

Fig. 398. Disques intervertébraux. Ligaments jaunes. Ligaments interépineux. Ligament surépineux.
(Coupe sagittale des douzième vertèbre dorsale et première vertèbre lombaire, segment gauche de la coupe.)

Articulations et ligaments de la colonne vertébrale.

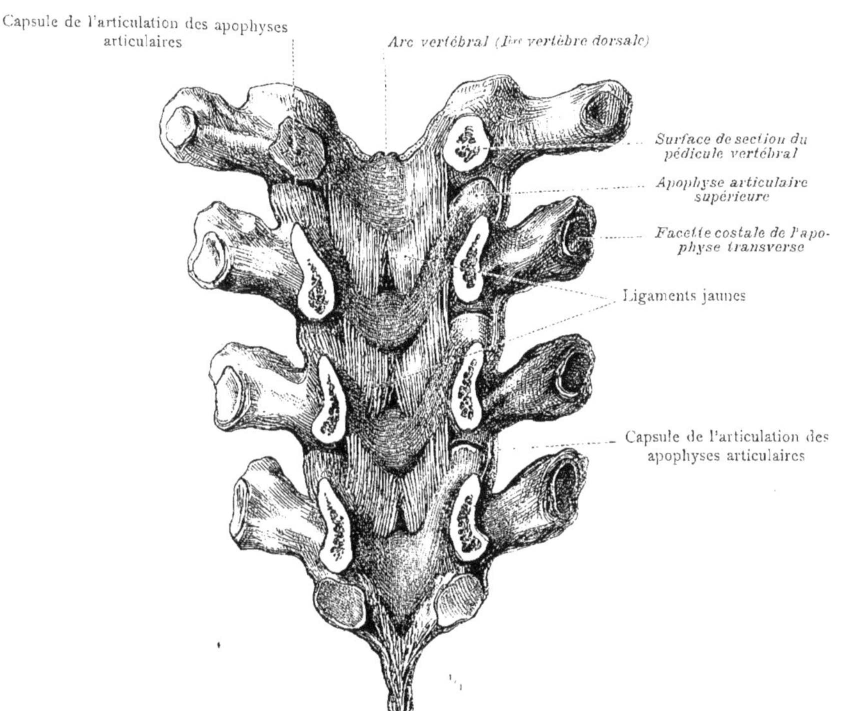

Fig. 399. Ligaments jaunes. Articulations des apophyses articulaires. Du côté gauche, ces articulations ont été ouvertes, elles ont été conservées intactes du côté droit. Vue antérieure. (Les pédicules des quatre premières vertèbres dorsales ont été sectionnés transversalement et les corps vertébraux enlevés.)

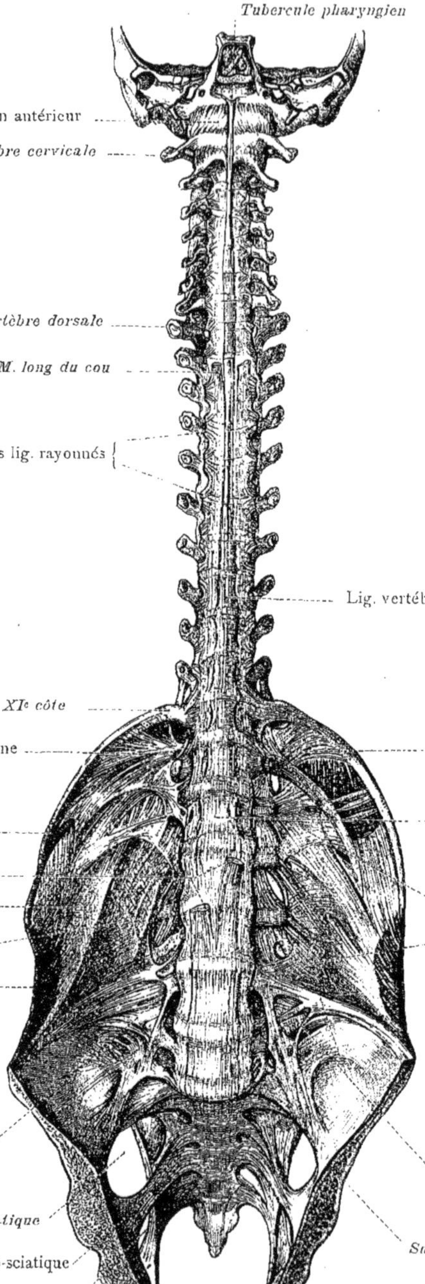

Tubercule pharyngien
Lig. occipito-atloïdien antérieur
Ière vertèbre cervicale
Ière vertèbre dorsale
Tendon du M. long du cou
Insertions vertébrales des lig. rayonnés
Lig. vertébral commun antérieur
XIe côte
Lig. intercostal interne
Lig. costo-transversaire supérieur
Portion costale du diaphragme
Ière vertèbre lombaire
Piliers du diaphragme
Aponévrose du M. transverse de l'abdomen
Aponévrose du M. carré des lombes
Lig. lombo-costal
Muscle transverse de l'abdomen
Lig. ilio-lombaire
Lig. ilio-lombaire
Grande échancrure sciatique
Surface de section de l'os iliaque
Petit lig. sacro-sciatique
Petite échancrure sciatique
Grand lig. sacro-sciatique
1/4

Fig. 400. Ligament vertébral commun antérieur. Ligament lombo-costal.
(Vue antérieure de la colonne vertébrale; on a réséqué la moitié antérieure de la base du crâne et du bassin pour montrer dans toute leur étendue la colonne vertébrale et le ligament vertébral commun antérieur.)

Articulations et ligaments de la colonne vertébrale.

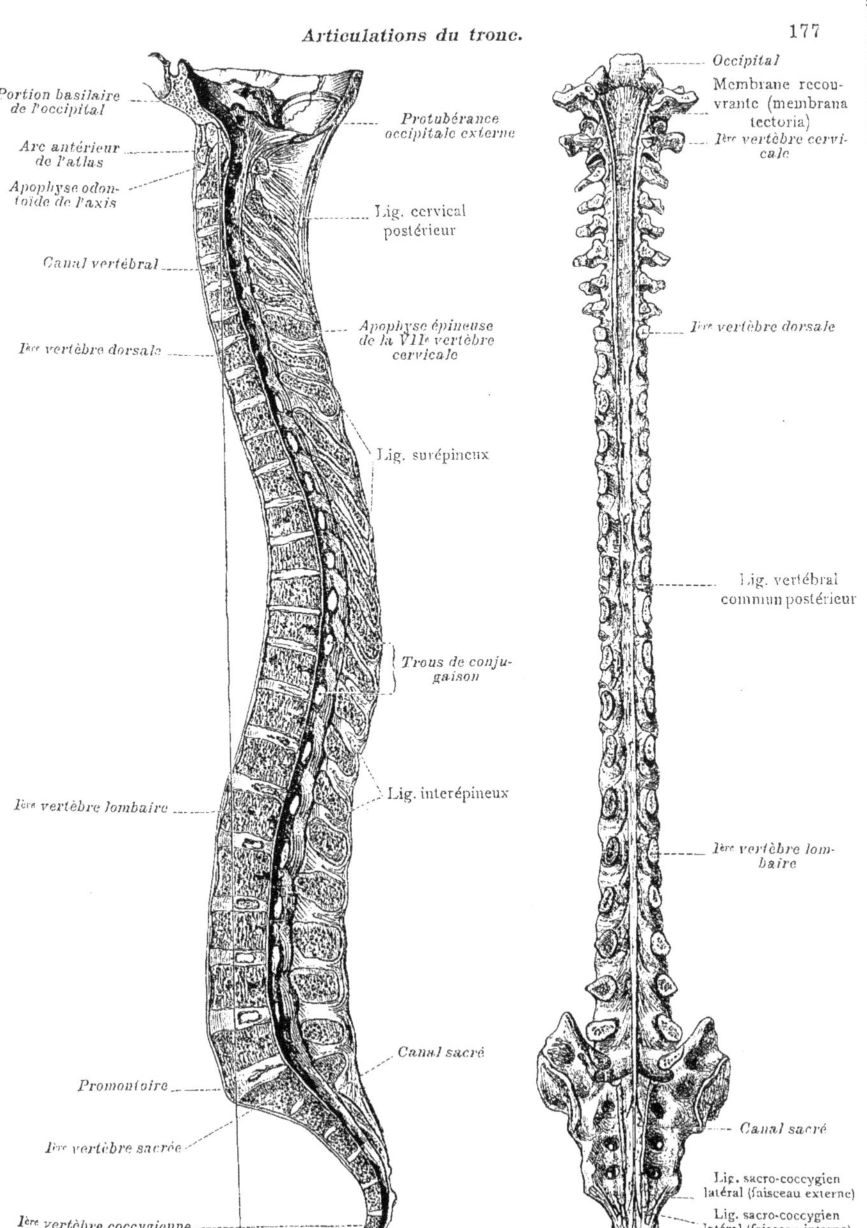

Fig. 401. Disques intervertébraux, ligaments interépineux, ligament surépineux et ligament cervical postérieur. Canal vertébral et trous de conjugaison. Axe vertical de la colonne vertébrale. (Coupe sagittale de la colonne vertébrale.)

Fig. 402. Ligament vertébral commun postérieur et sa continuation en haut avec la membrane recouvrante, en bas avec le faisceau profond du ligament sacro-coccygien postérieur. (Vue postérieure de la colonne vertébrale, le canal vertébral a été ouvert dans toute son étendue.)

Articulations et ligaments de la colonne vertébrale.

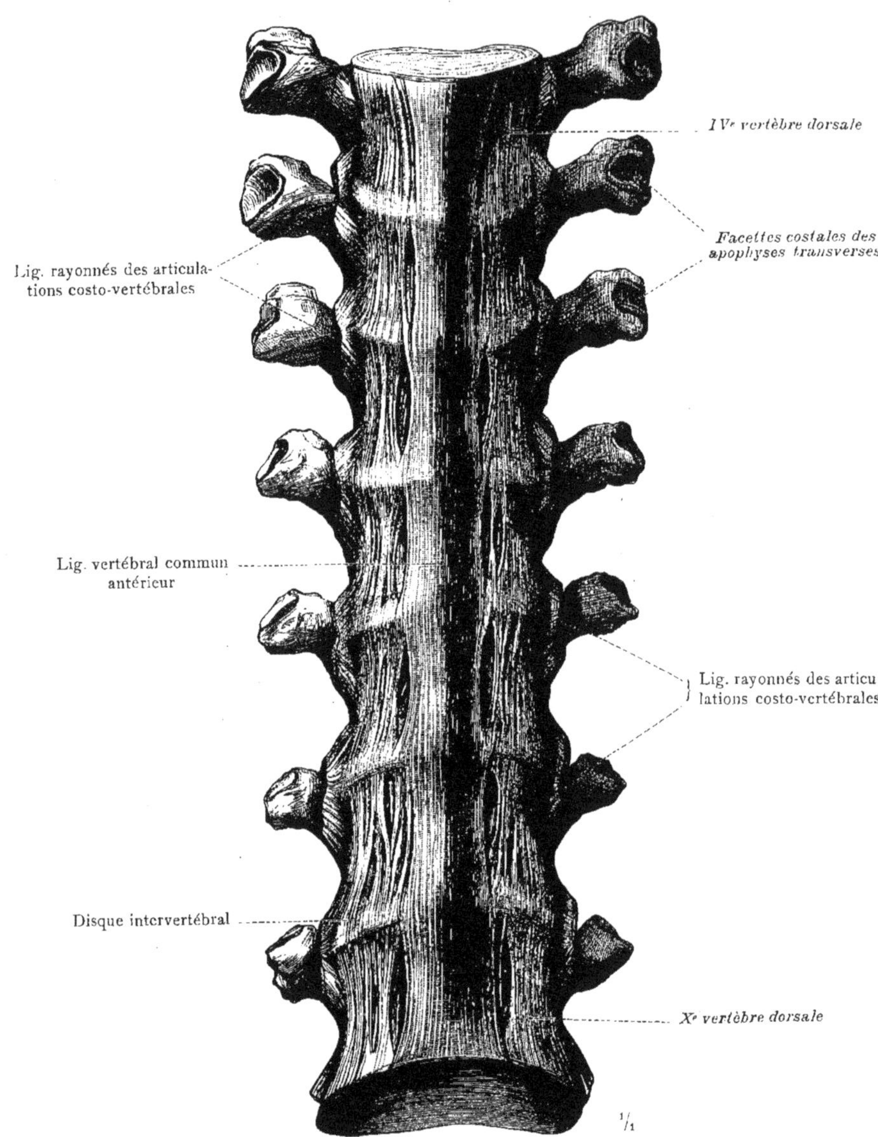

Fig. 403. Ligament vertébral commun antérieur. (Vue antérieure d'une partie de la colonne dorsale.)

Articulations et ligaments de la colonne vertébrale.

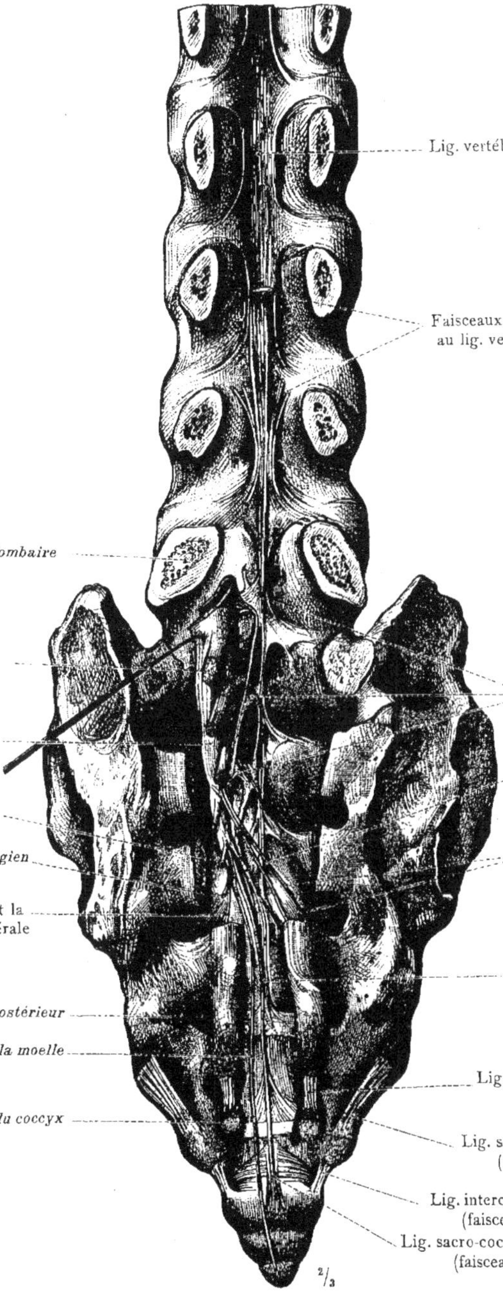

Lig. vertébral commun postérieur

Faisceaux fibreux unissant la dure-mère au lig. vertébral commun postérieur

Ve vertèbre lombaire

Ier nerf sacré

Lig. sacro-dural

Dure-mère rachidienne

Faisceaux fibreux reliant la dure-mère au lig. vertébral commun postérieur

Ve nerf sacré

Nerf coccygien

Tractus fibreux reliant la dure-mère à la paroi latérale du canal sacré

Tractus fibreux reliant la dure-mère à la paroi latérale du canal sacré

Faisceau fibreux reliant le cul-de-sal terminal de la dure-mère au lig. vertébral commun postérieur

IVe trou sacré postérieur

Lig. coccygien de la moelle

Lig. sacro-coccygien latéral (faisceau interne)

Corne du coccyx

Lig. sacro-coccygien latéral (faisceau externe)

Lig. intercoccygien latéral (faisceau profond)

Lig. sacro-coccygien postérieur (faisceau profond)

$^2/_3$

Fig. 404. Ligament vertébral commun postérieur et ses rapports avec la dure-mère rachidienne et le faisceau profond du ligament sacro-coccygien postérieur.
(Vue postérieure du sacrum et de la colonne lombaire après ouverture du canal vertébral. La portion sacrée de la dure-mère a été attirée du coté gauche.)

Articulations et ligaments de la colonne vertébrale.

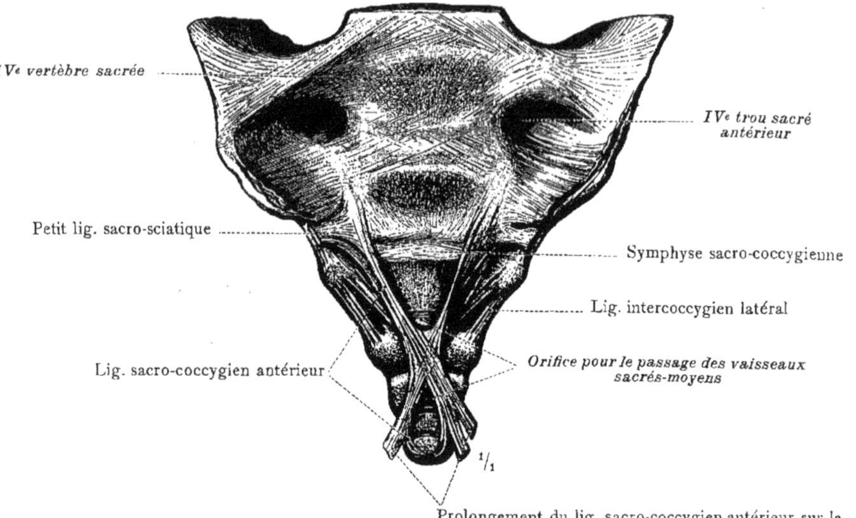

Fig. 405. Articulation sacro-coccygienne, vue antérieure. Ligament sacro-coccygien antérieur et ligament intercoccygien latéral.

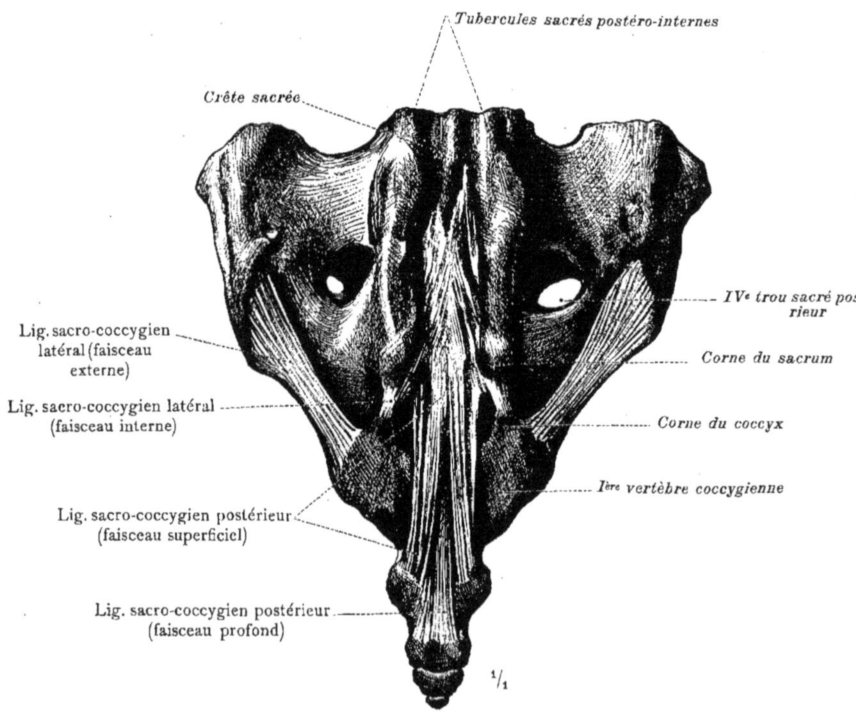

Fig. 406. Articulation sacro-coccygienne, vue postérieure. Ligament sacro-coccygien postérieur avec ses faisceaux superficiel et profond; ligaments sacro-coccygiens latéraux.

Articulations et ligaments de la colonne vertébrale.

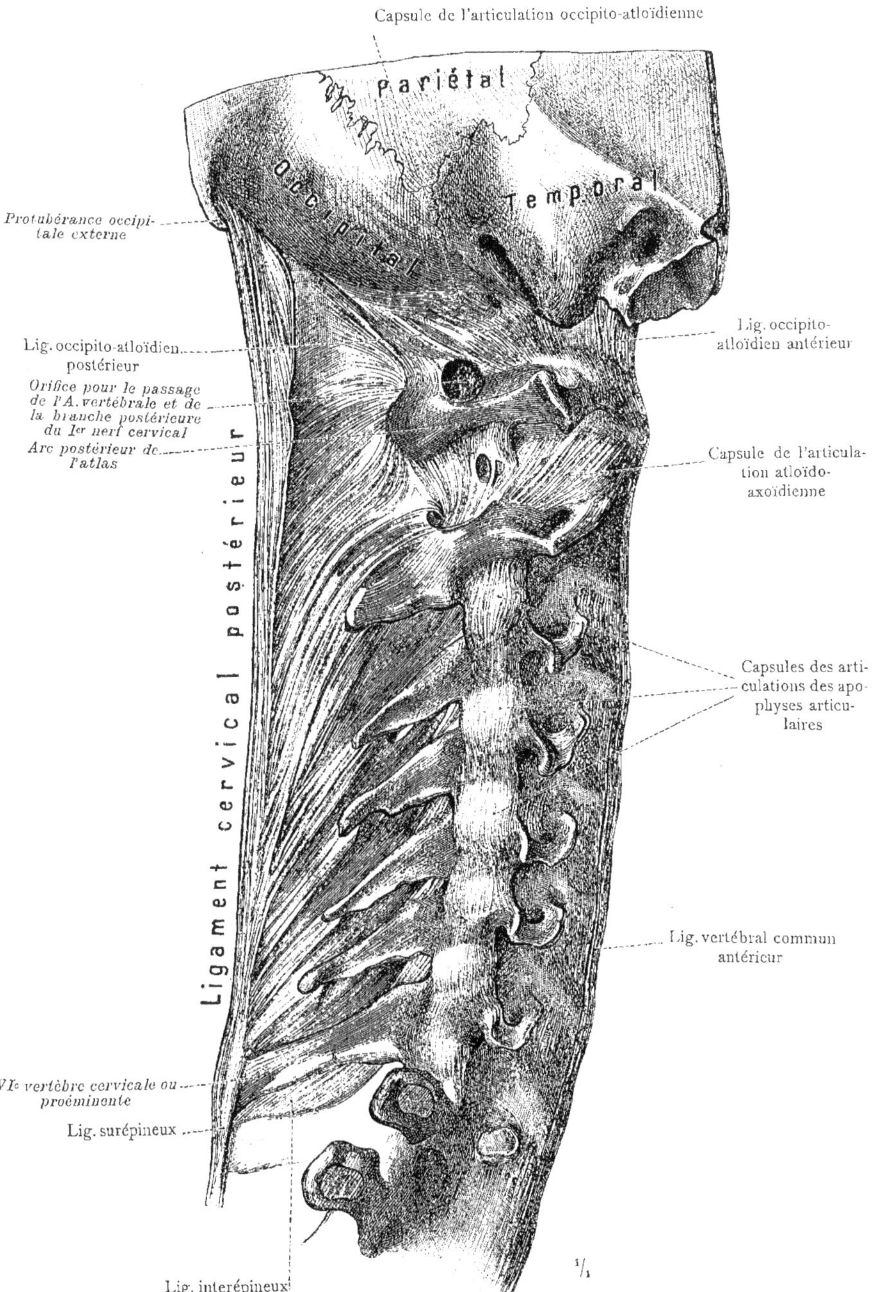

Fig. 407. Ligament cervical postérieur.
(Vue latérale de la colonne cervicale et de la portion adjacente de la boite crânienne.)

Articulations et ligaments de la colonne vertébrale.

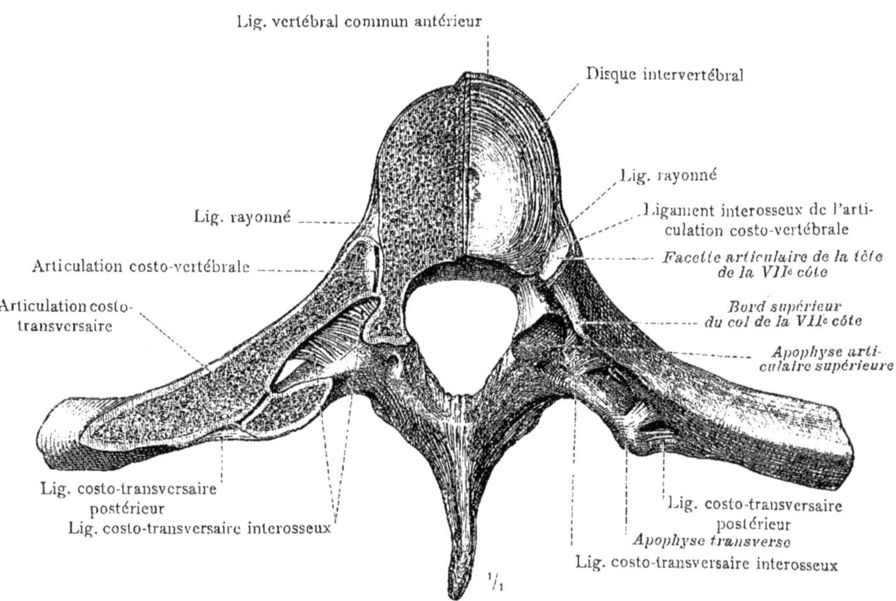

Fig. 408. Articulations costo-vertébrale et costo-transversaire; ligament interosseux de l'articulation costo-vertébrale, ligaments costo-transversaire postérieur et costo-transversaire interosseux, ce dernier encore appelé ligament cervico-transversaire interosseux. (Articulations costo-vertébrale et costo-transversaire de la septième côte. Du côté gauche de la préparation, ces articulations sont vues sur une coupe horizontale.)

Articulations costo-vertébrales.

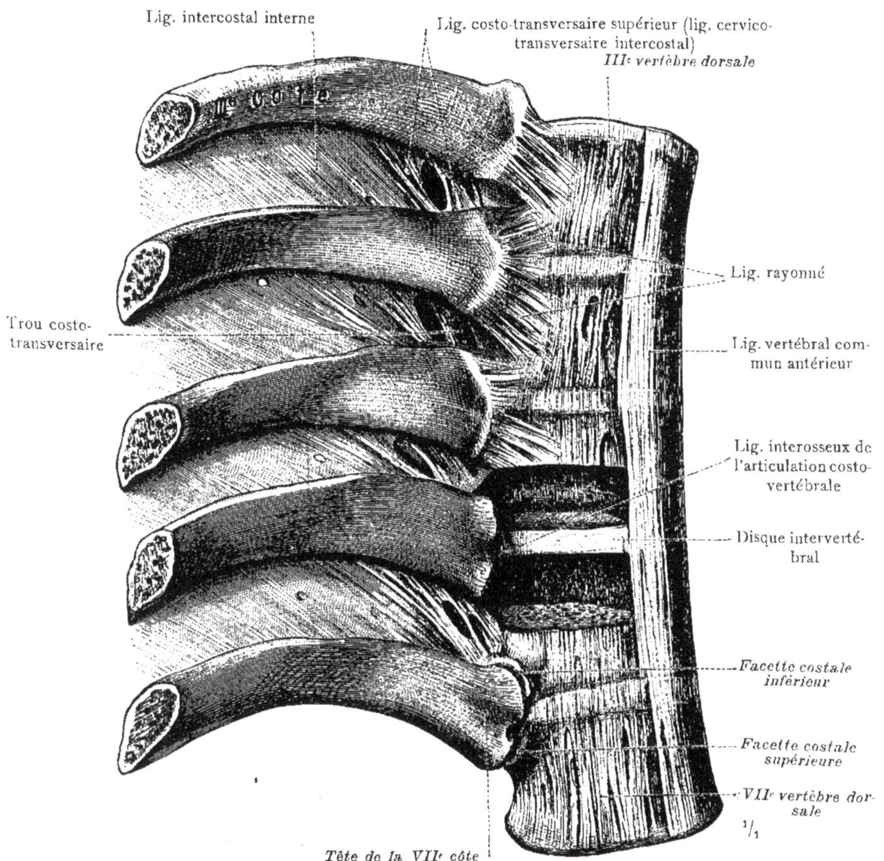

Fig. 409. Articulations costo-vertébrales: ligament antérieur ou ligament rayonné et ligament interosseux. Ligament costo-transversaire supérieur et trous costo-transversaires. Ligaments intercostaux internes. (Extrémité postérieure des IIIe, IVe, Ve, VIe et VIIe côtes s'articulant avec les IIIe, IVe, Ve, VIe et VIIe vertèbres dorsales. Vue antéro-latérale. Les IIIe, IVe et Ve articulations costo-vertébrales ont été conservées intactes; la VIe et la VIIe ont été ouvertes; de plus au niveau de la VIe on a réséqué une partie du corps vertébral des Ve et VIe vertèbres lombaires pour montrer le ligament interosseux de l'articulation costo-vertébrale et ses rapports avec le disque intervertébral.)

Articulations costo-vertébrales.

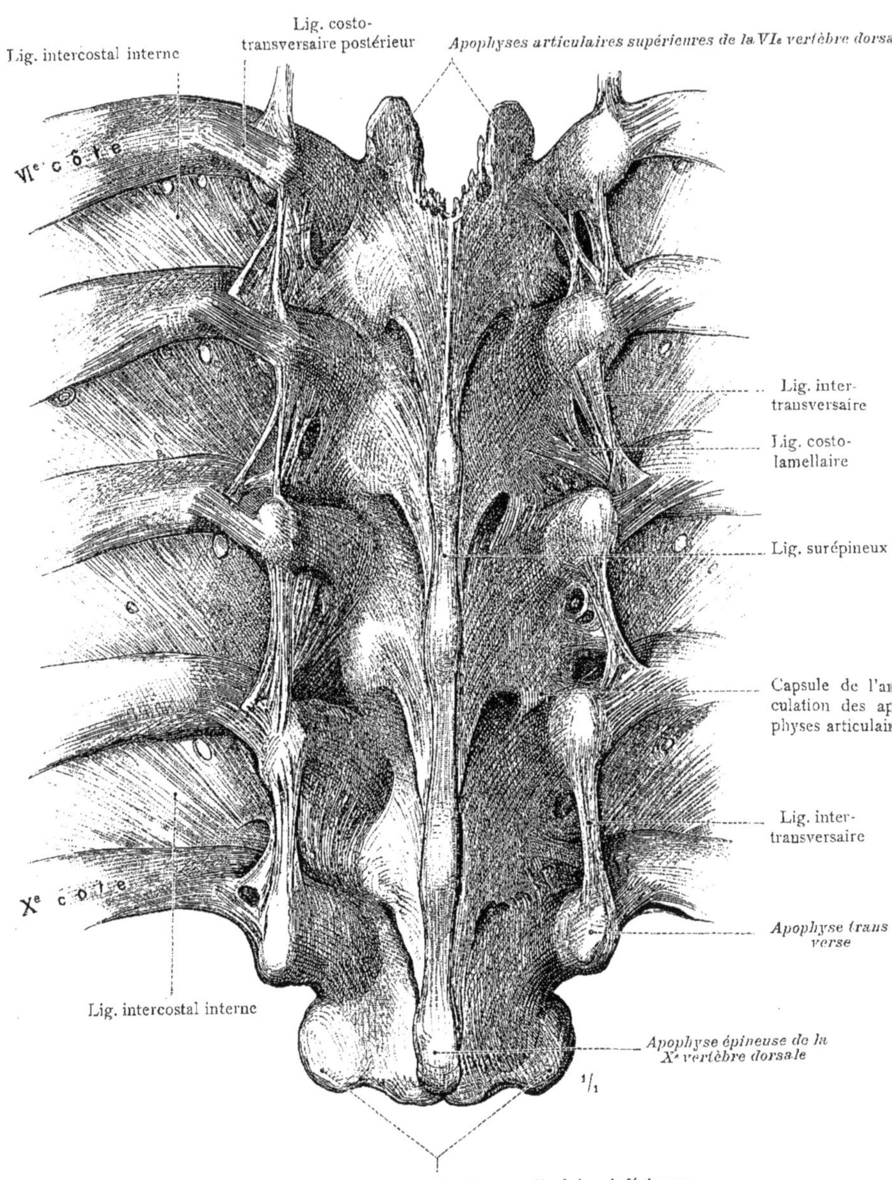

Fig. 410. Ligaments de la colonne vertébrale et des articulations costo-vertébrales, vue postérieure. Ligaments costo-transversaires et costo-lamellaires. Ligaments intercostaux internes. Ligament surépineux.
(Vertèbres dorsales, VI–X, et extrémité postérieure des côtes correspondantes.)

Articulations costo-vertébrales.

IIIe vertèbre cervicale

Capsule de l'articulation des apophyses articulaires

1/1

Fig. 411. Troisième, quatrième et cinquième vertèbres cervicales vues par leur face latérale droite.

IIIe vertèbre dorsale

Facette costale de l'apophyse transverse

Capsule de l'articulation des apophyses articulaires

Lig. costo-transversaire postérieur

Lig. interosseux

Capsule de l'articulation costo-vertébrale

Capsule de l'articulation costo-transversaire

Lig. costo-transversaire supérieur

1/1

Fig. 412. Troisième, quatrième et cinquième vertèbres dorsales vues par leur face latérale droite.

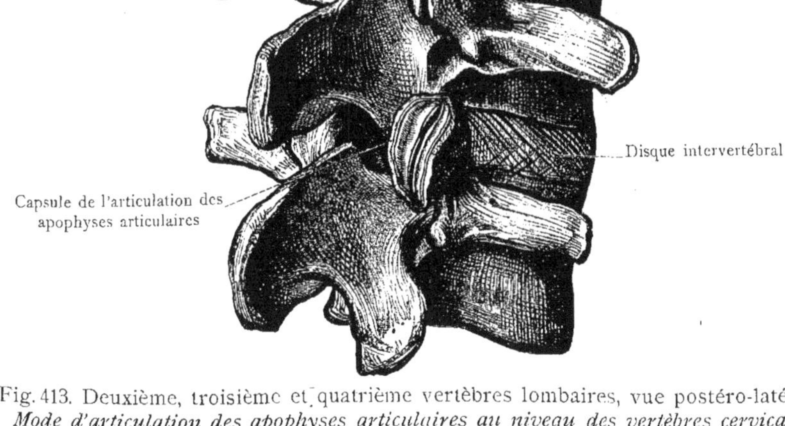

Fig. 413. Deuxième, troisième et quatrième vertèbres lombaires, vue postéro-latérale.

Mode d'articulation des apophyses articulaires au niveau des vertèbres cervicales, dorsales et lombaires.

Articulations de la colonne vertébrale.

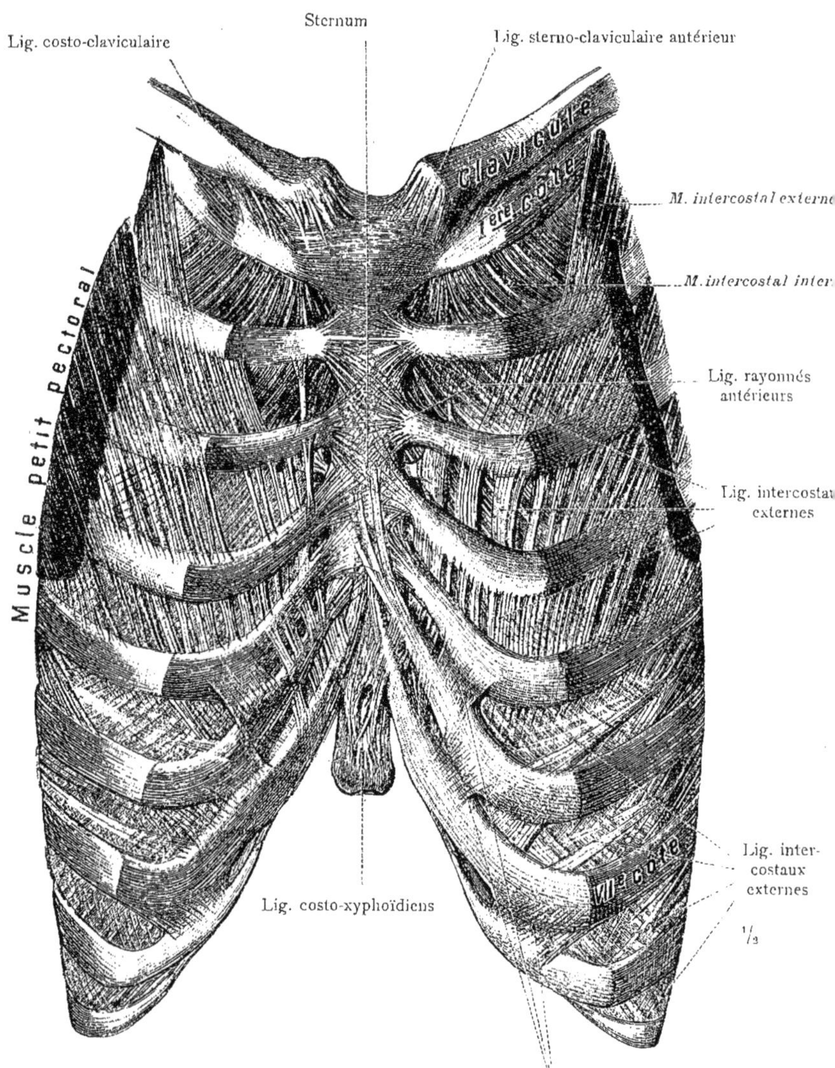

Fig. 414. Articulations sterno-costales. Ligaments rayonnés antérieurs et ligaments costo-xyphoïdiens. Ligaments intercostaux externes et leurs rapports avec le muscle petit pectoral.
(Paroi antérieure du thorax, face externe.)

Articulations sterno-costales.

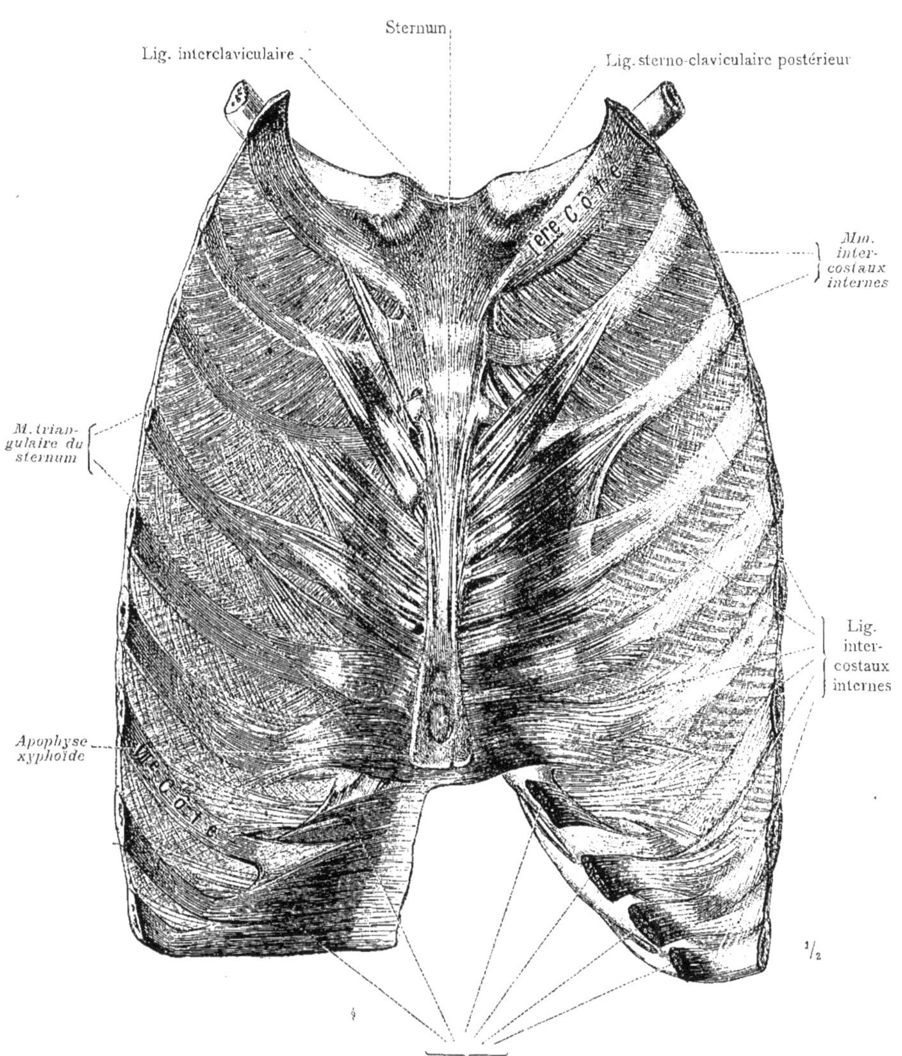

Fig. 415. Ligaments intercostaux internes et leurs rapports avec les muscles triangulaire du sternum et transverse de l'abdomen. Articulation sterno-claviculaire. (Paroi antérieure du thorax, face interne.)

Articulations sterno-costales.

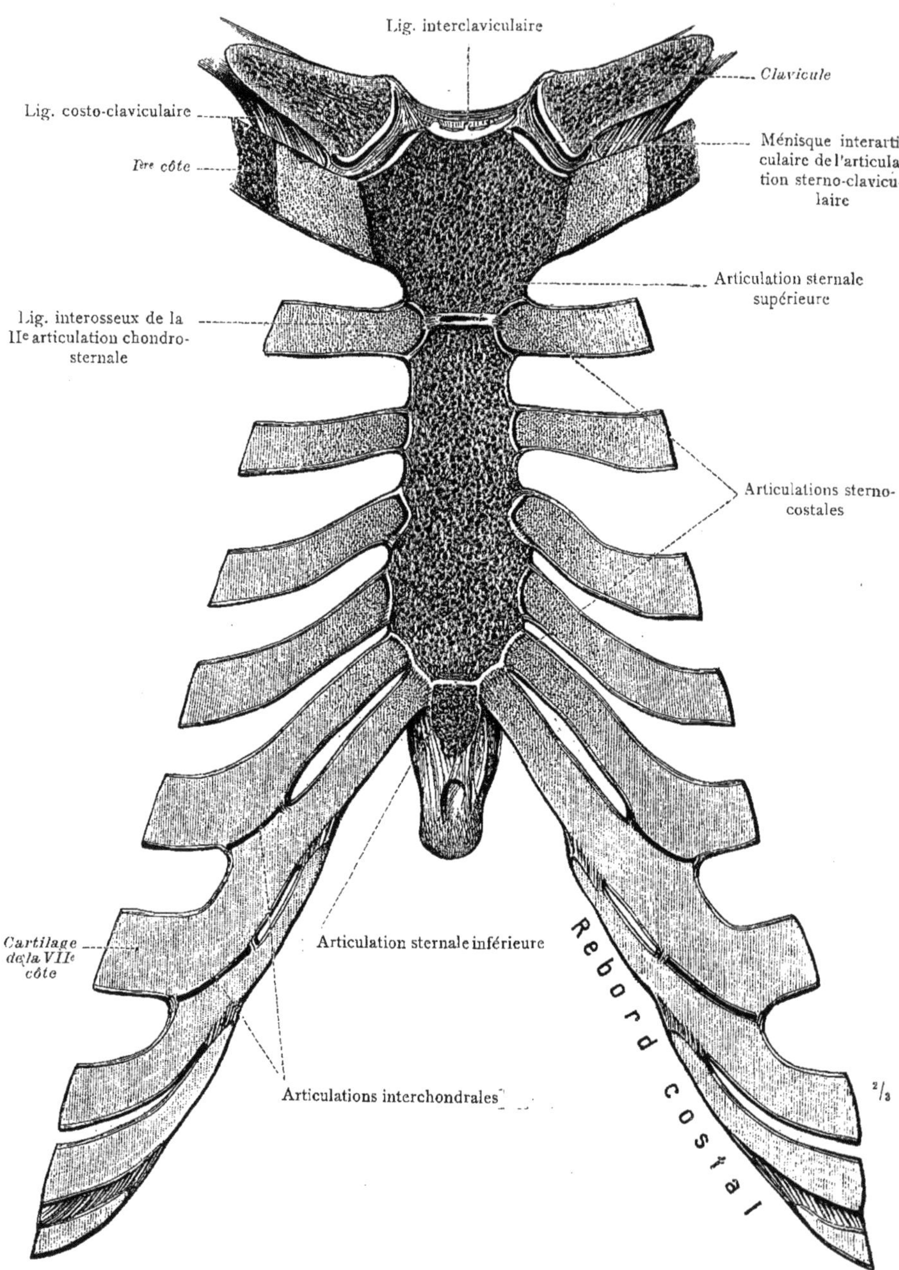

Fig. 416. Articulations sterno-costales et interchondrales. Articulations sternales supérieure et inférieure. Articulation sterno-claviculaire.
(Moitié postérieure d'une coupe frontale intéressant le sternum, les cartilages costaux et l'extrémité sternale de la clavicule.)

Articulations sterno-costales.

ARTICULATIONS

ET LIGAMENTS DE LA TÊTE.

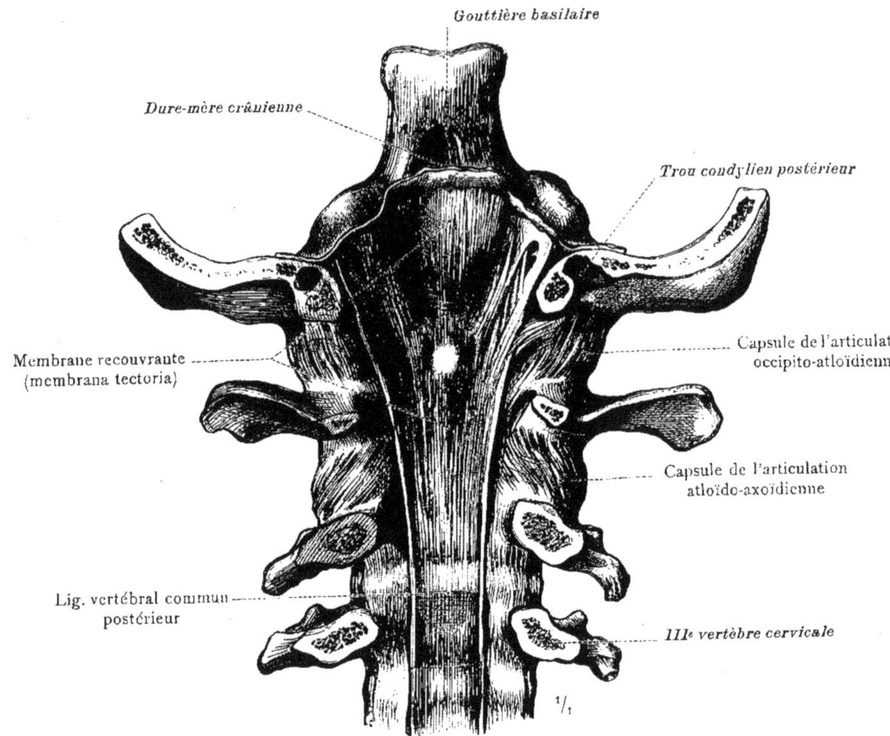

Fig 417. Membrane recouvrante (membrana tectoria). Articulations occipito-atloïdienne et atloïdo-axoïdienne. (Les arcs postérieurs des trois premières vertèbres cervicales ont été réséqués ainsi que la portion de l'occipital comprise en arrière des condyles. La dure-mère a été sectionnée transversalement au niveau de la gouttière basilaire et réclinée vers le haut.)

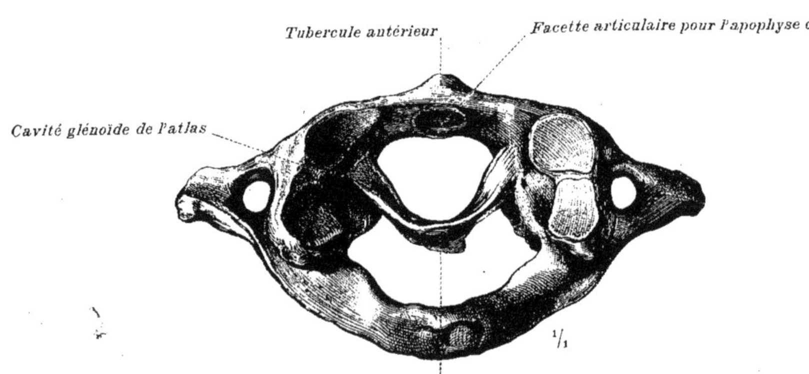

Fig. 418. Ligament transverse de l'atlas.
(Atlas, vue supérieure.)

Articulations occipito-atloïdienne et atloïdo-axoïdienne.

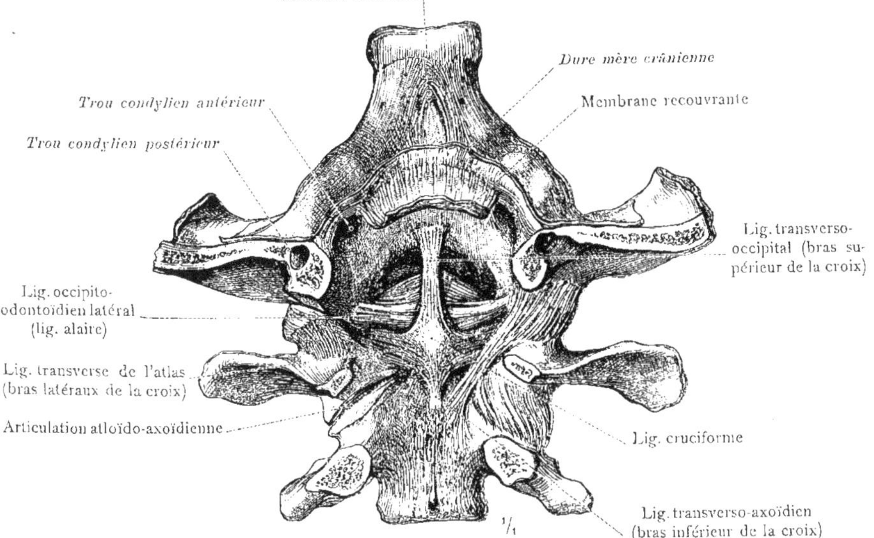

Fig. 419. Ligament cruciforme. Ligaments occipito-odontoïdiens latéraux ou ligaments alaires. (Les articulations occipito-atloïdienne et atloïdo-axoïdienne ont été ouvertes du côté gauche, laissées intactes au contraire du côté droit. La dure-mère crânienne et la membrane recouvrante ont été sectionnées transversalement au niveau de la gouttière basilaire et réclinées vers le haut.)

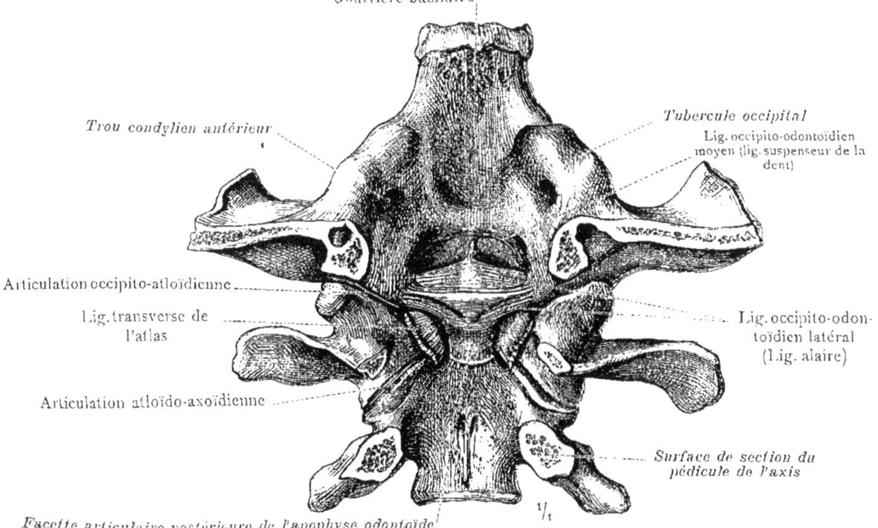

Fig. 420. Ligament occipito-odontoïdien moyen ou ligament suspenseur de la dent. Ligaments occipito-odontoïdiens latéraux ou ligaments alaires. (Le ligament transverse de l'atlas a été sectionné à sa partie moyenne et ses deux tronçons ont été réclinés à droite et à gauche. La dure-mère et la membrane recouvrante ont été entièrement enlevées.)

Articulations occipito-atloïdienne et atloïdo-axoïdienne.

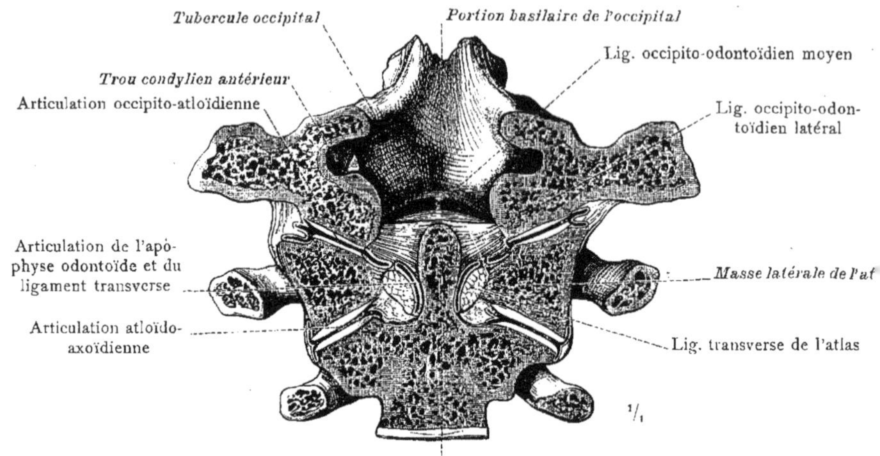

Fig. 421. Coupe frontale des articulations occipito-atloïdienne et atloïdo-axoïdienne Ligaments occipito-axoïdiens moyen et latéraux. (La coupe passe par le milieu du trou condylien antérieur et le sommet de l'apophyse odontoïde.)

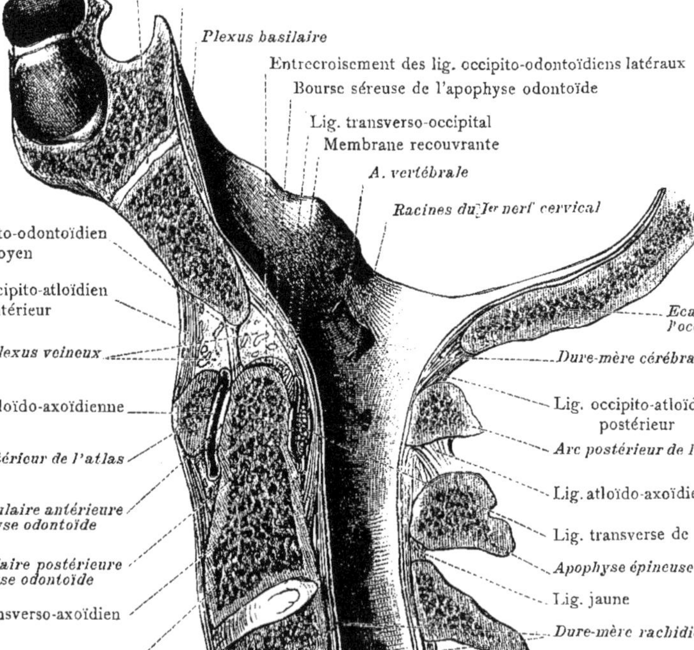

Fig. 422. Coupe sagittale des articulations occipito-atloïdienne, occipito-axoïdienne et occipito-odontoïdienne.
(La coupe intéresse la base du crâne et les trois premières vertèbres cervicales.)

Articulations occipito-atloïdienne et atloïdo-axoïdienne.

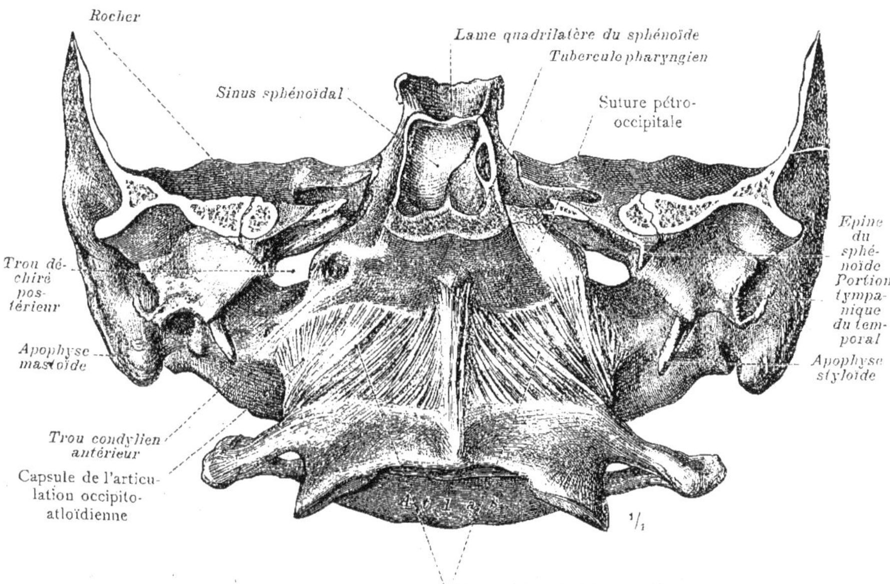

Fig. 423. Ligament occipito-atloïdien antérieur. (Atlas et portion postérieure de la base du crâne, vue antérieure.)

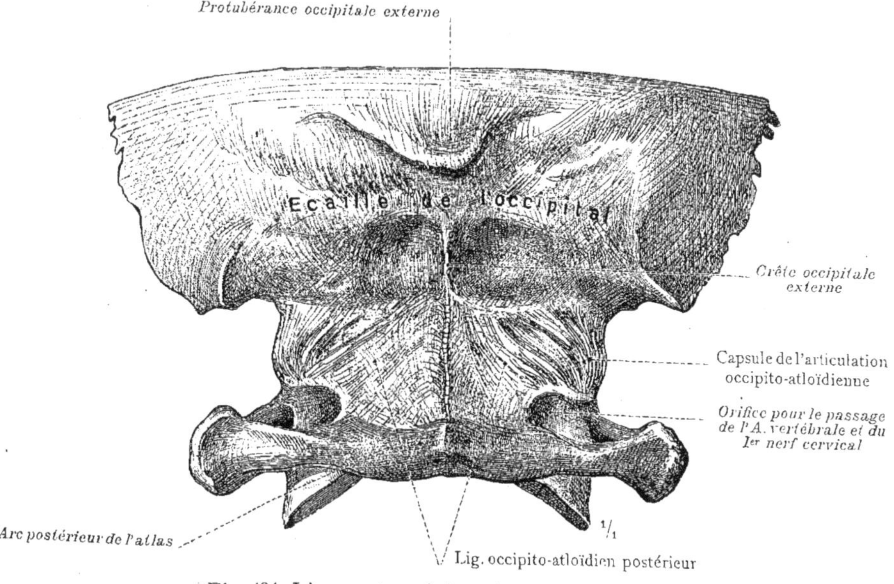

Fig. 424. Ligament occipito-atloïdien postérieur. (Atlas et occipital, vue postérieure.)

Articulation occipito-atloïdienne.

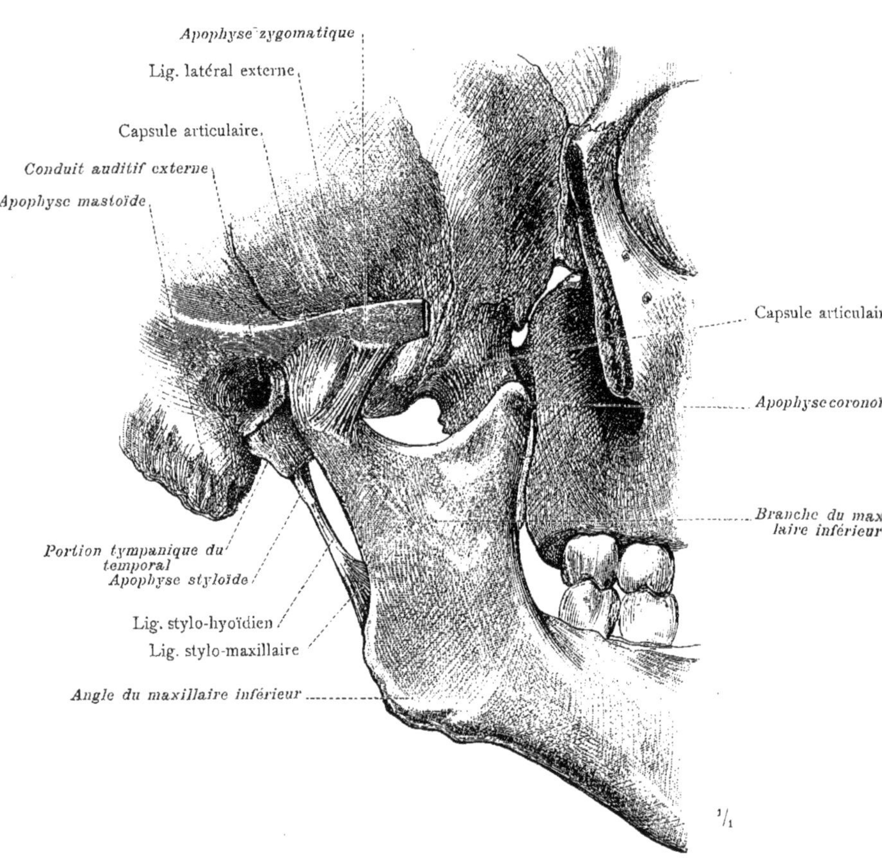

Fig. 425. Articulation de la mâchoire inférieure avec le crâne ou articulation temporo-maxillaire. Ligaments stylo-hyoïdien et stylo-maxillaire.
(Articulation temporo-maxillaire droite, vue externe.)

Articulation temporo-maxillaire.

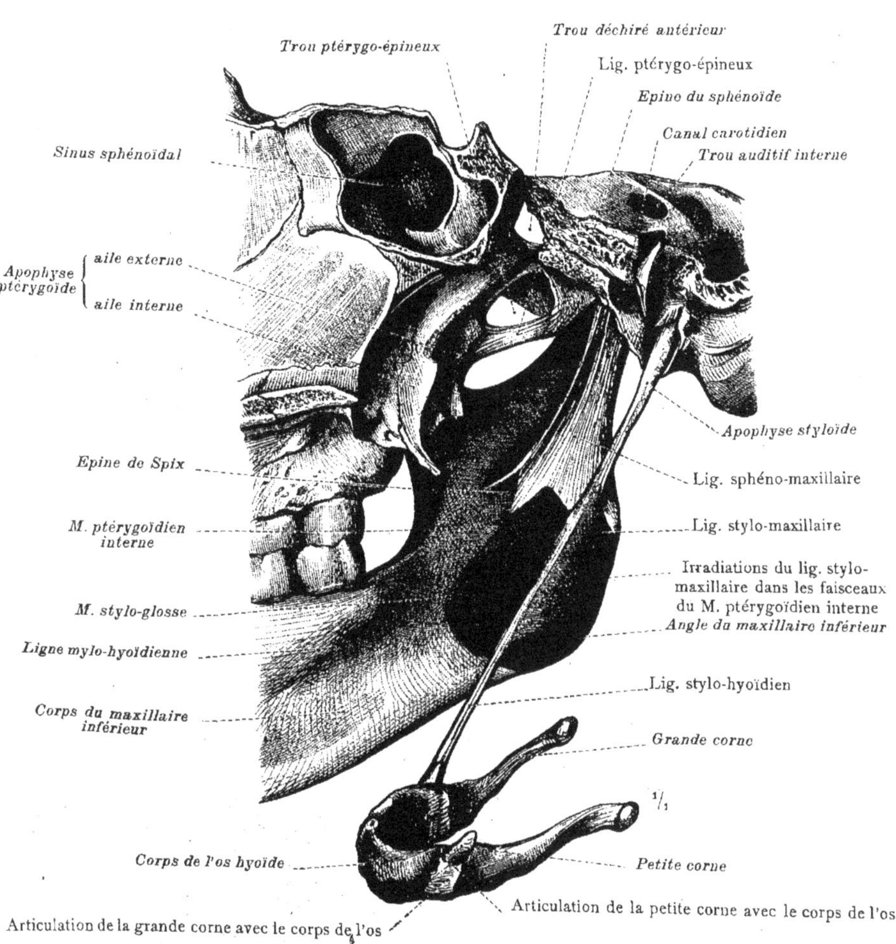

Fig. 426. Articulation temporo-maxillaire. Ligaments sphéno-maxillaire et stylo-maxillaire. Ligament stylo-hyoïdien. Rapports du ligament stylo-maxillaire avec les muscles stylo-glosse et ptérygoïdien interne. Ligament ptérygo-épineux.
(Articulation temporo-maxillaire droite, vue interne.)

Articulation temporo-maxillaire.

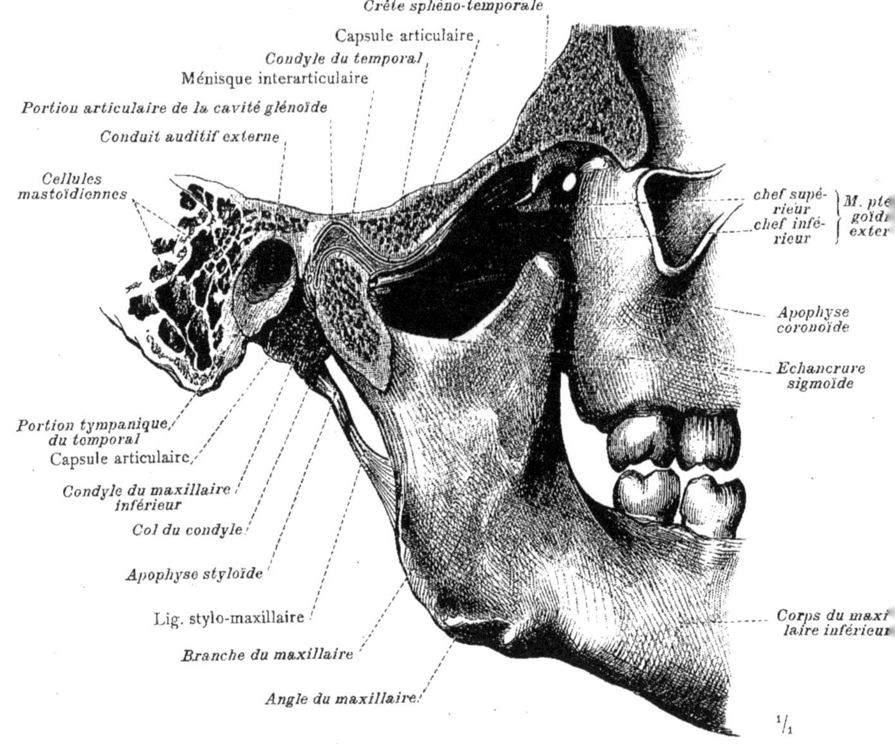

Fig. 427. Articulation temporo-maxillaire; ménisque interarticulaire et ligament stylo-maxillaire. Rapport du chef supérieur du muscle ptérygoïdien externe avec la capsule articulaire et le ménisque interarticulaire.
(Coupe sagittale de l'articulation temporo-maxillaire droite.)

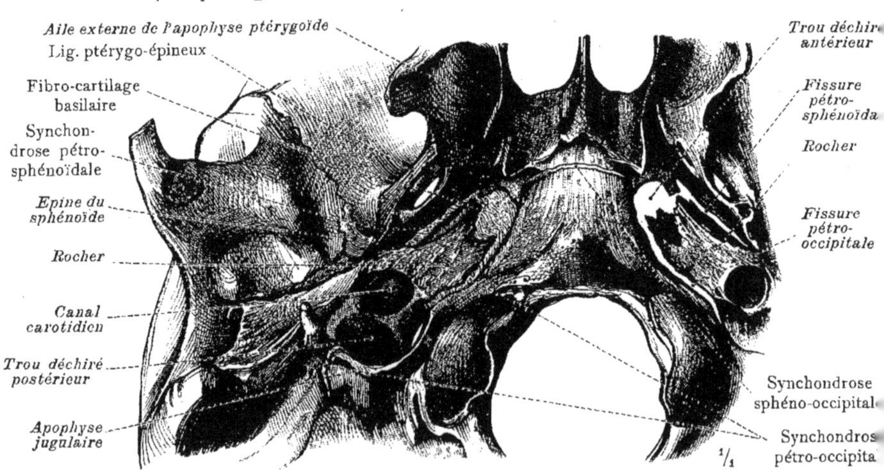

Fig. 428. Fibro-cartilage basilaire. Synchondroses pétro-sphénoïdale, pétro-occipitale et sphéno-occipitale. Ligament ptérygo-épineux.
(Portion moyenne de la base du crâne vue par sa face inférieure.)

Articulation temporo-maxillaire. Synchondroses et ligaments de la base du crâne.

ARTICULATIONS DES MEMBRES.

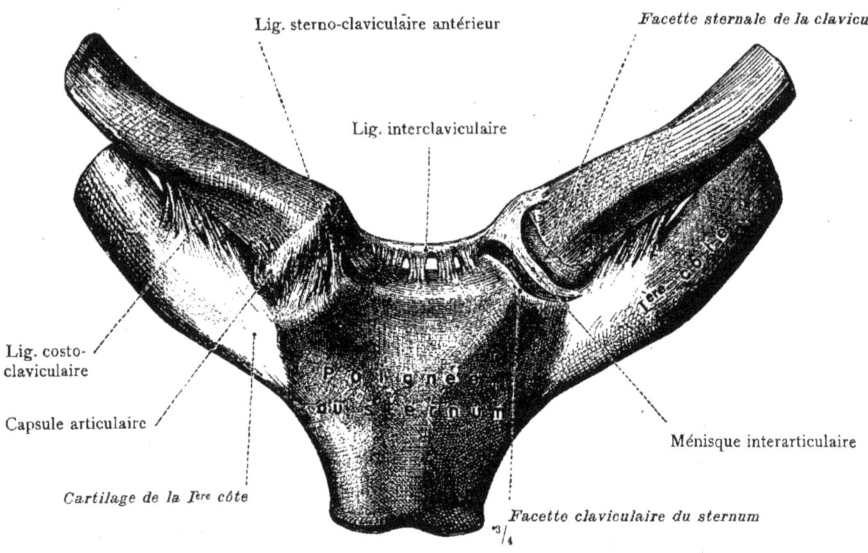

Fig. 429. Articulation sterno-claviculaire: capsule articulaire; ménisque interarticulaire; ligaments interclaviculaire et costo-claviculaire. (Du côté gauche, on a enlevé la portion antérieure de la capsule articulaire.)

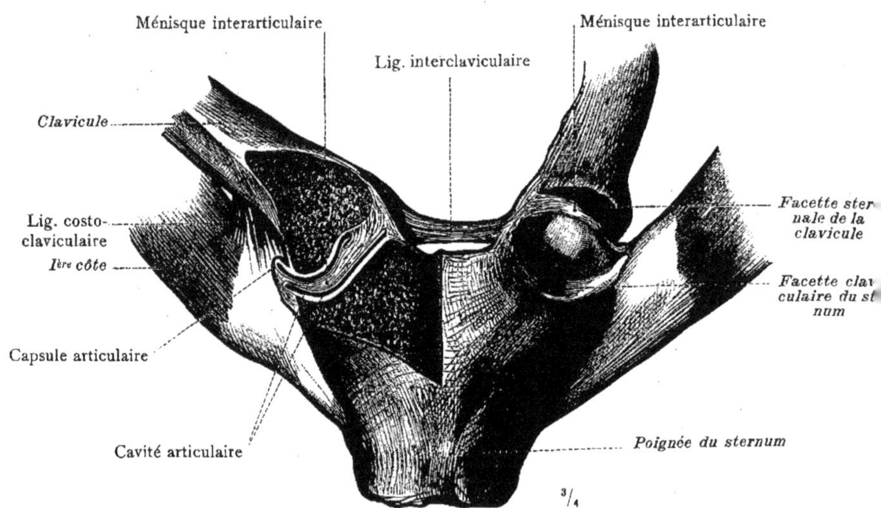

Fig. 430. Articulation sterno-claviculaire: ménisque interarticulaire; capsule et cavité articulaires; ligaments interclaviculaire et costo-claviculaire. (Du côté droit, on a pratiqué une section vertico-transversale à travers l'articulation; du côté gauche, la capsule a été ouverte et la clavicule attirée en arrière.)

Articulations des os de la ceinture scapulaire.

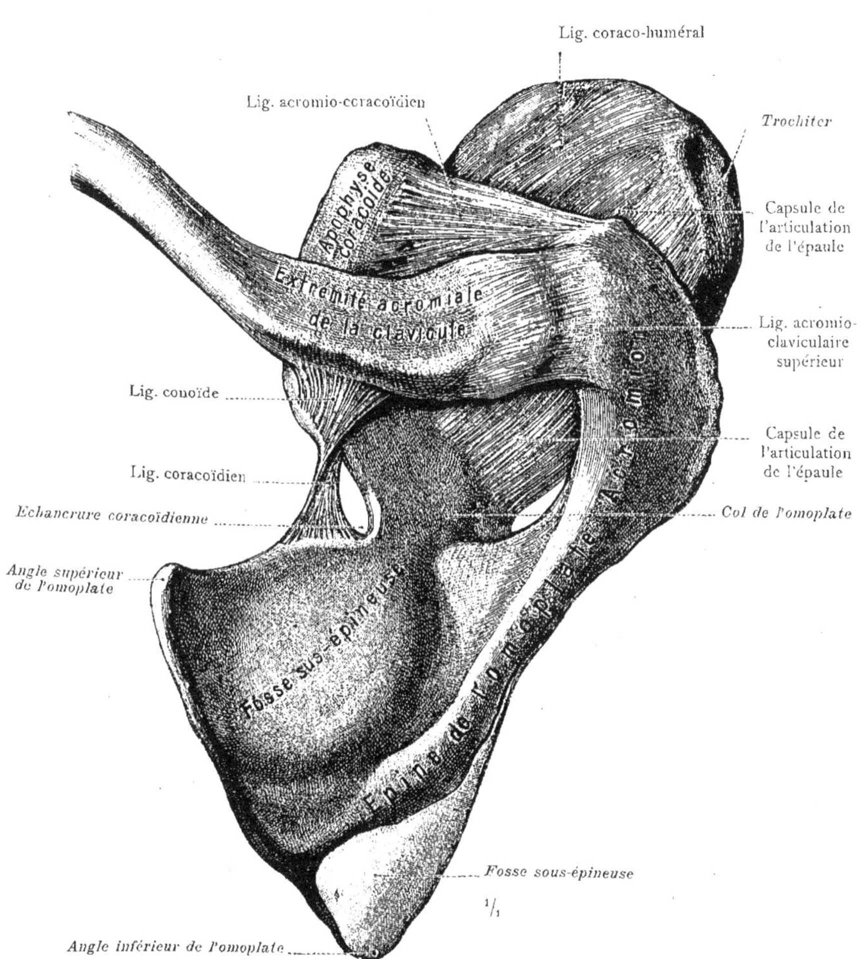

Fig. 431. Ligaments coracoïdien et acromio-coracoïdien. Ligament conoïde et ligament acromio-claviculaire supérieur.
(Omoplate droite vue d'en haut, avec l'extrémité externe de la clavicule et l'articulation de l'épaule.)

Articulations des os de la ceinture scapulaire.

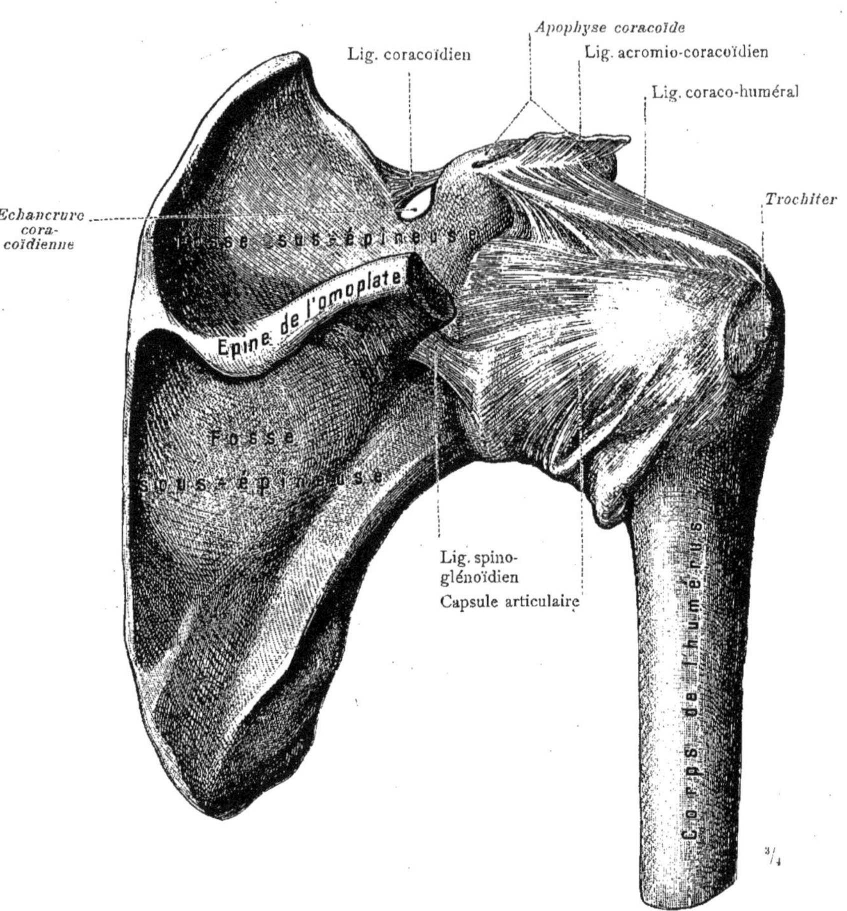

Fig. 432. Articulation scapulo-humérale ou articulation de l'épaule: capsule articulaire, ligament coraco-huméral. Ligaments coracoïdien et spino-glénoïdien.
(Vue postérieure de l'articulation de l'épaule. L'acromion a été réséqué ainsi que le ligament acromio-coracoïdien dont l'insertion à l'apophyse coracoïde a seule été conservée.)

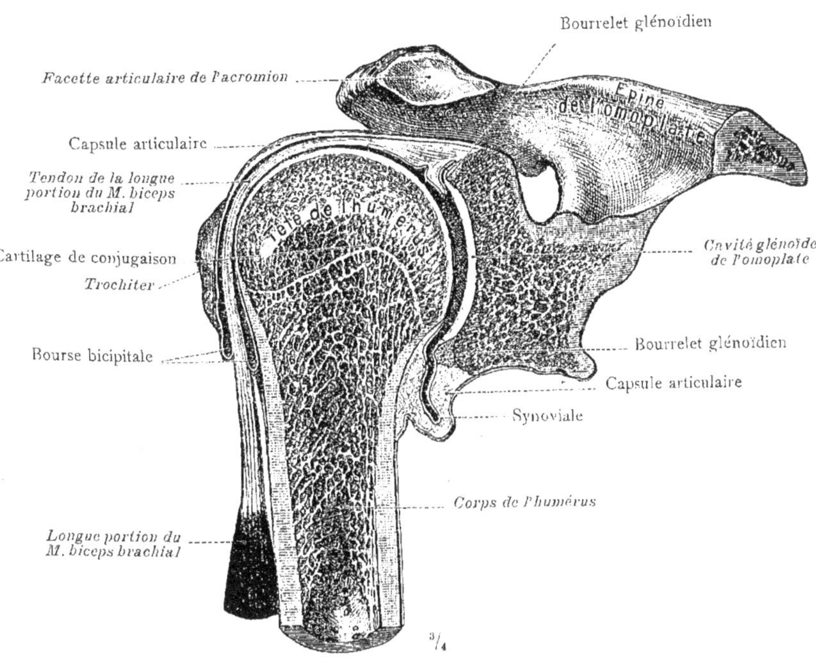

Fig. 433. Articulation scapulo-humérale: bourrelet glénoïdien; rapports du tendon de la longue portion du muscle biceps avec la tête humérale.
(Coupe frontale de l'articulation de l'épaule droite.)

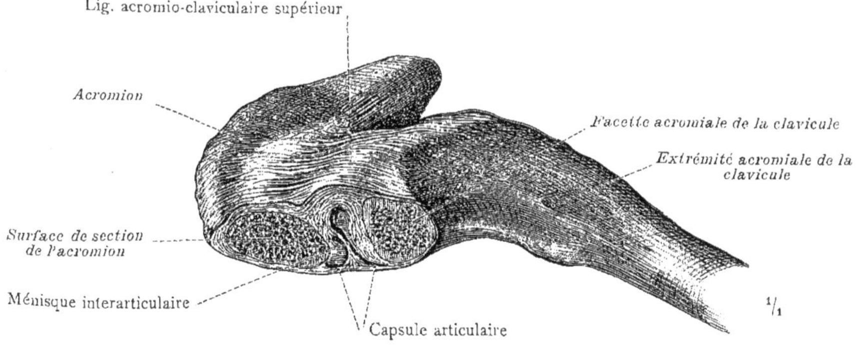

Fig. 434. Articulation acromio-claviculaire: ménisque interarticulaire et ligament acromio-claviculaire supérieur.
(Coupe frontale de l'articulation acromio-claviculaire droite.)

Articulation scapulo-humérale. Articulation acromio-claviculaire.

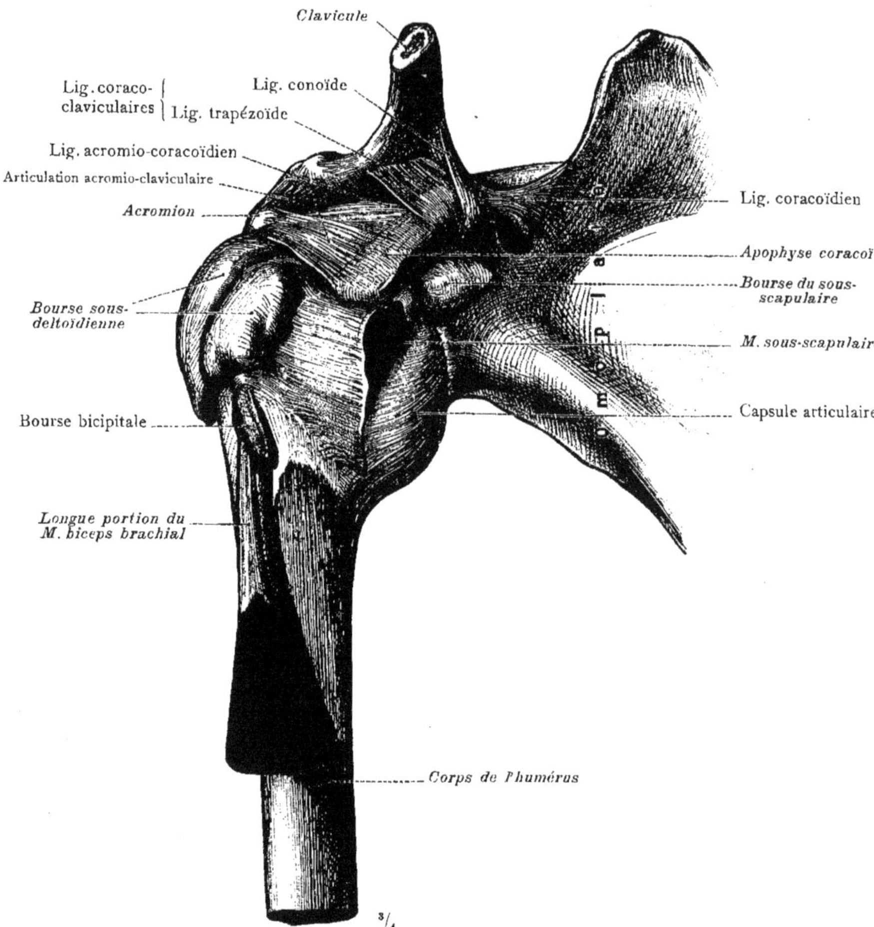

Fig. 435. Articulation scapulo-humérale et articulation acromio-claviculaire. Bourse du sous-scapulaire et bourse sous-deltoïdienne. Ligaments coraco-claviculaires, acromio-coracoïdien et coracoïdien.
(Vue antérieure de l'articulation de l'épaule droite injectée au suif; l'extrémité acromiale de la clavicule a été attirée vers le haut.)

Articulation scapulo-humérale.

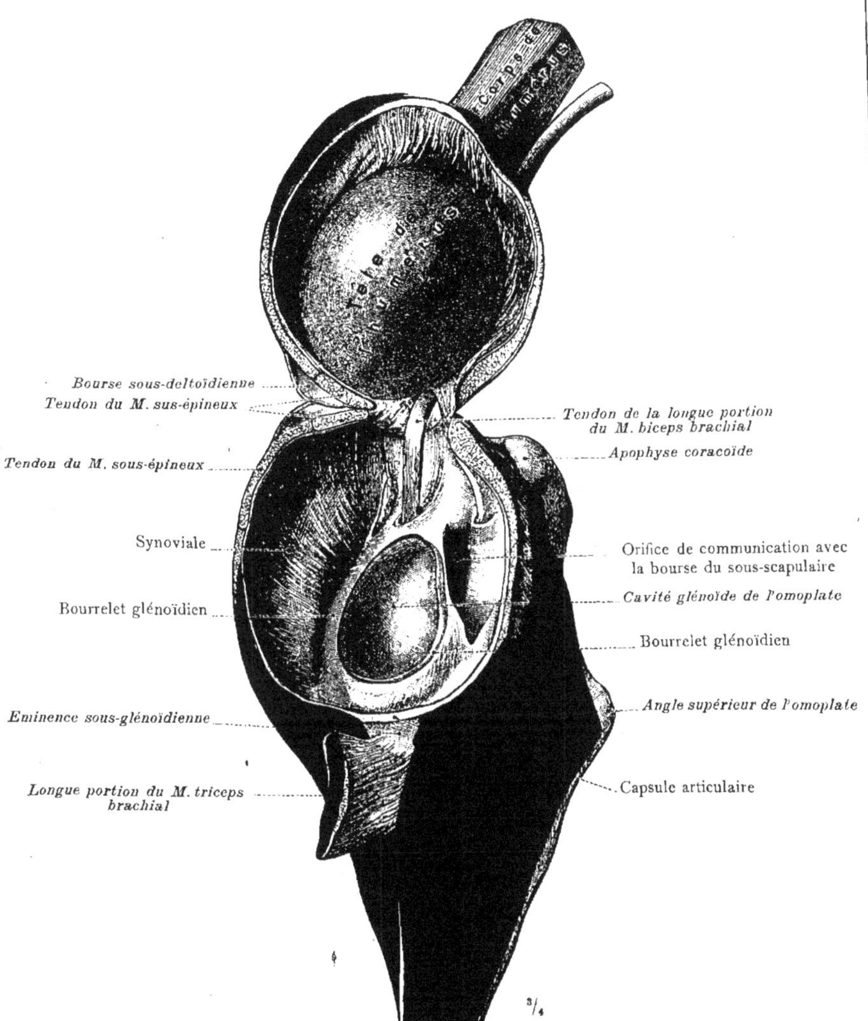

Fig. 436. Articulation scapulo-humérale. Trajet intra-capsulaire du tendon de la longue portion du muscle biceps brachial. Bourrelet glénoïdien. Orifice de communication de la cavité articulaire avec la bourse du sous-scapulaire. Rapports des tendons des muscles de l'épaule avec la capsule articulaire.

(Articulation de l'épaule droite vue par son côté externe. Après injection et durcissement de l'articulation, la capsule a été incisée circulairement vers sa partie moyenne sauf au niveau du point où le tendon de la longue portion du biceps pénètre à l'intérieur de la cavité articulaire; l'humérus et la partie supérieure de la capsule ont été réclinés vers le haut.)

Articulation scapulo-humérale.

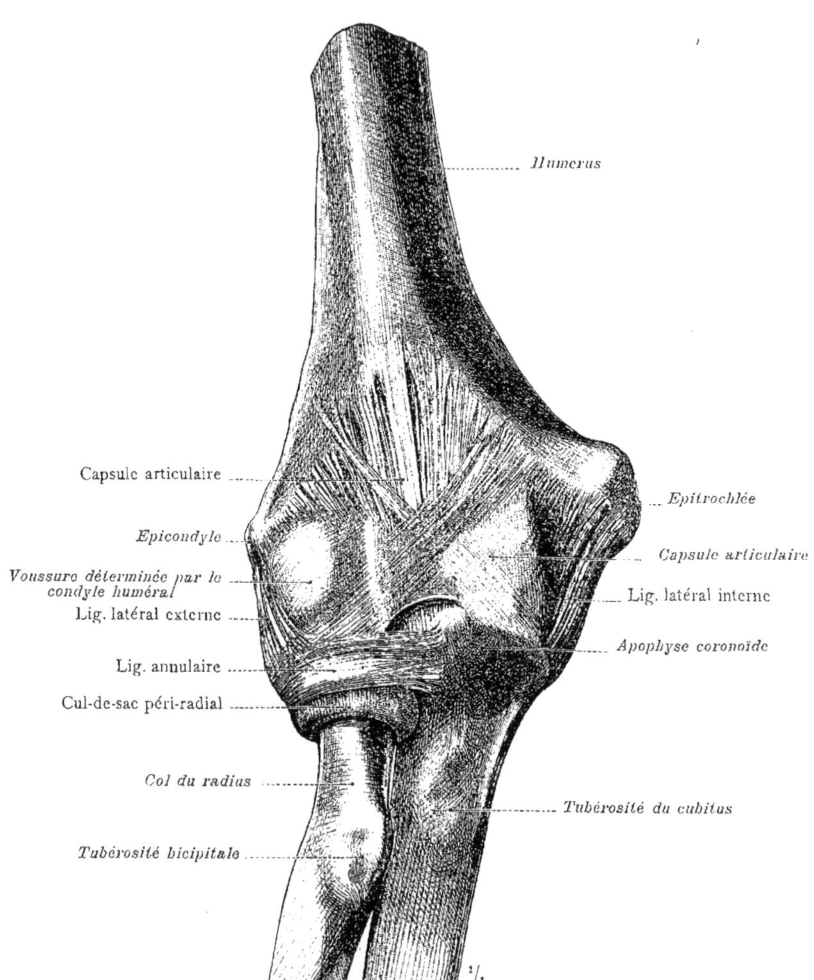

Fig. 437. Articulation du coude: capsule articulaire, ligaments latéral externe et latéral interne; ligament annulaire et cul-de-sac péri-radial.
(Articulation du coude droit, vue antérieure; le cul-de-sac péri-radial a été injecté au suif.)

Articulation du coude.

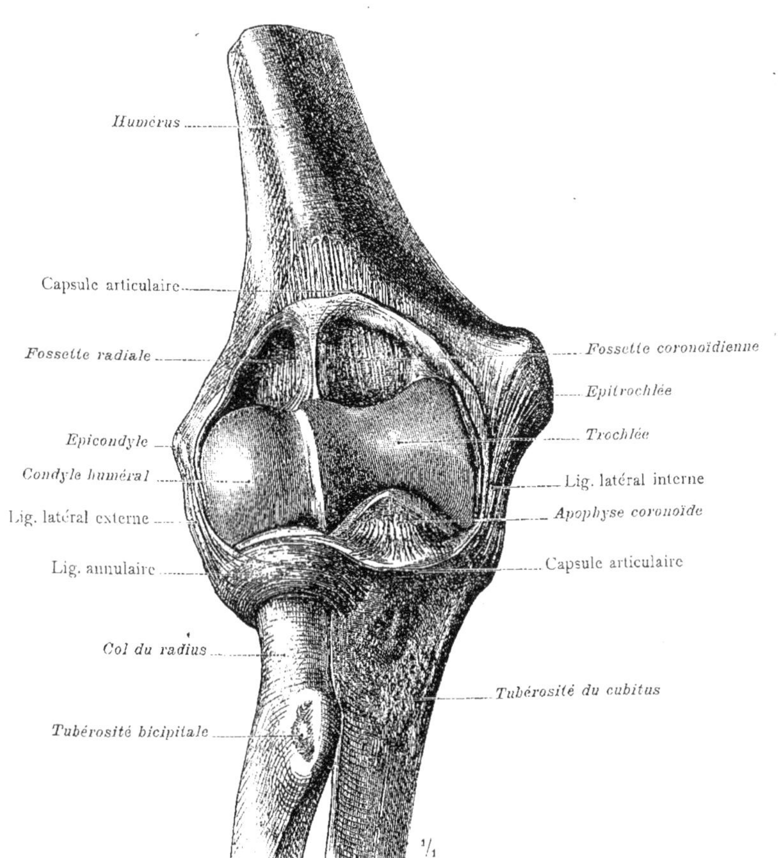

Fig. 438. Articulation du coude. Insertions antérieures de la capsule articulaire à l'humérus et au cubitus. Ligaments latéraux externe et interne, ligament annulaire. (Articulation du coude droit, vue antérieure. La capsule articulaire a été largement ouverte en avant jusqu'au voisinage des ligaments latéraux. Le cul-de-sac annulaire péri-radial a été enlevé.)

Articulation du coude.

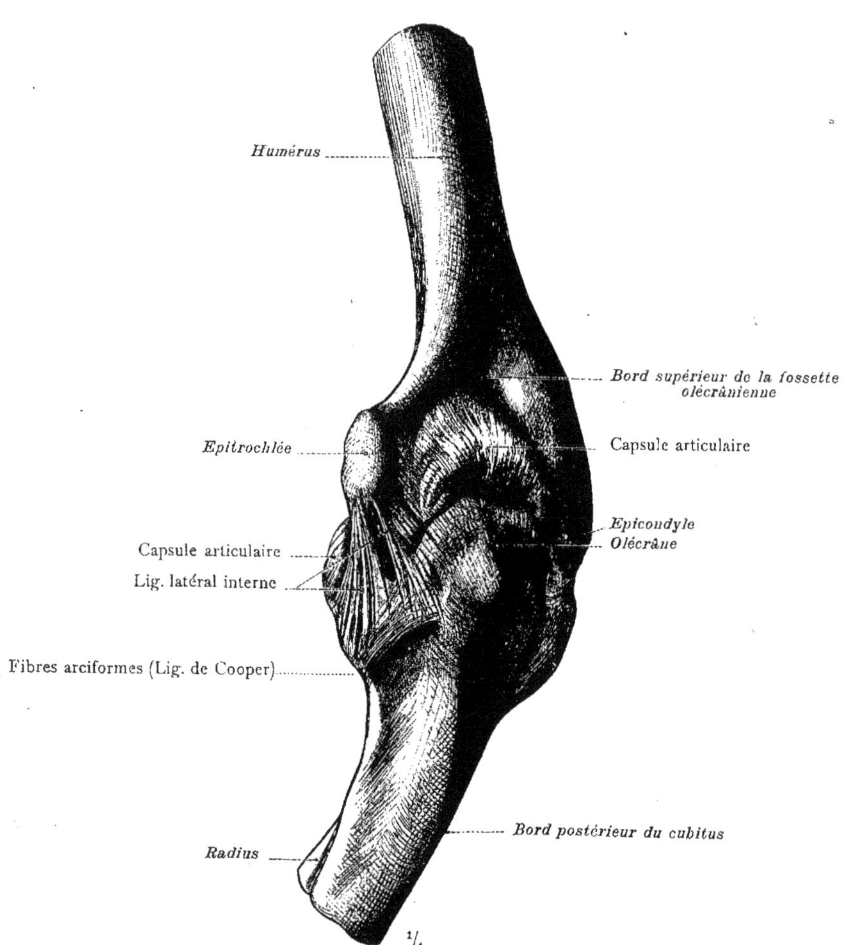

Fig. 439. Articulation du coude. Capsule articulaire et ligament latéral interne. (Articulation du coude droit, vue postéro-interne.)

Articulation du coude.

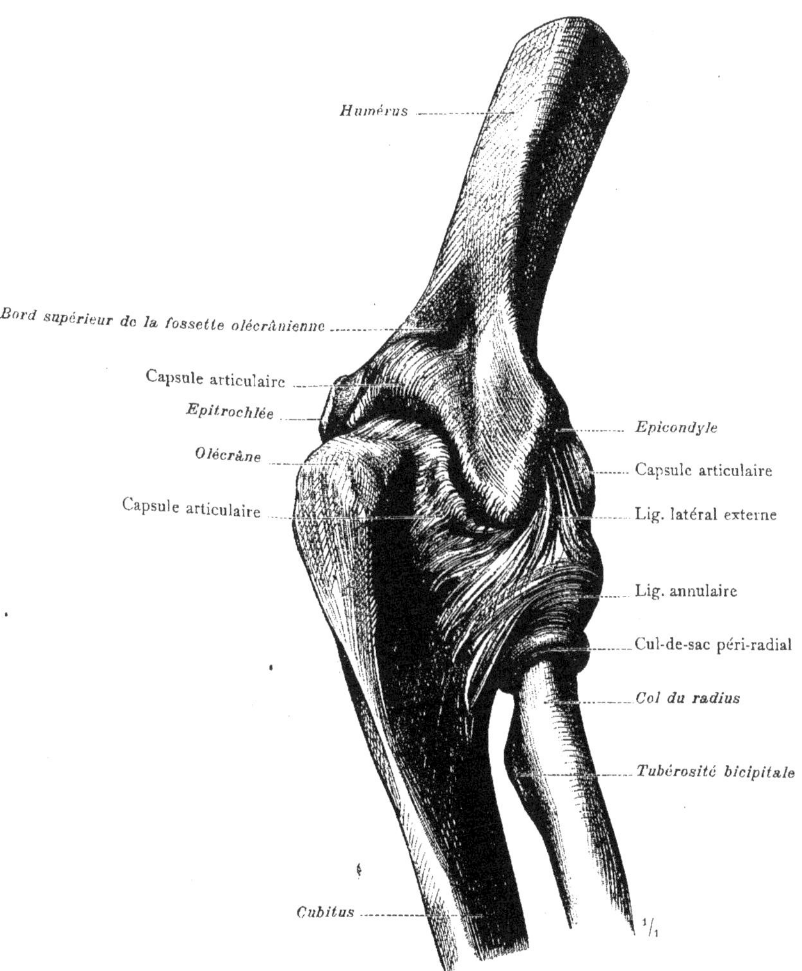

Fig. 440. Articulation du coude. Capsule articulaire et ligament latéral externe. Ligament annulaire et cul-de-sac inférieur de la synoviale ou cul-de-sac péri-radial. (Articulation du coude droit, vue postéro-externe. Le cul-de-sac annulaire péri-radial a été injecté au suif.)

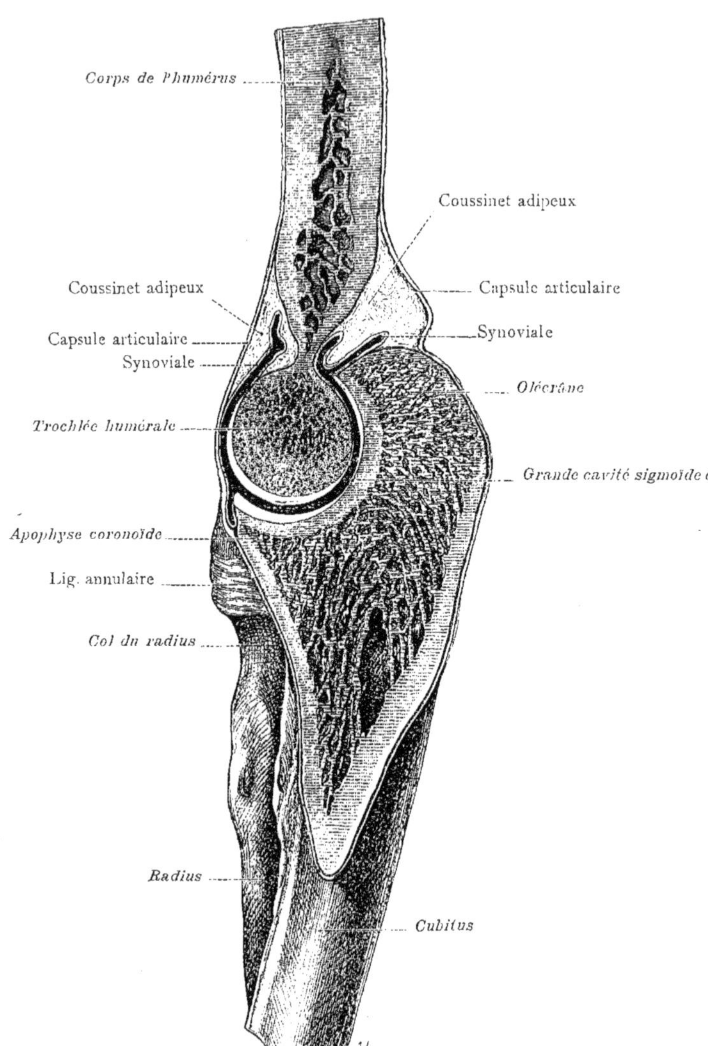

Fig. 441. Articulation huméro-cubitale.
(Coupe sagittale de l'articulation du coude droit, moitié droite de la coupe. La coupe passe par la gorge de la trochleé humérale.)

Articulation du coude.

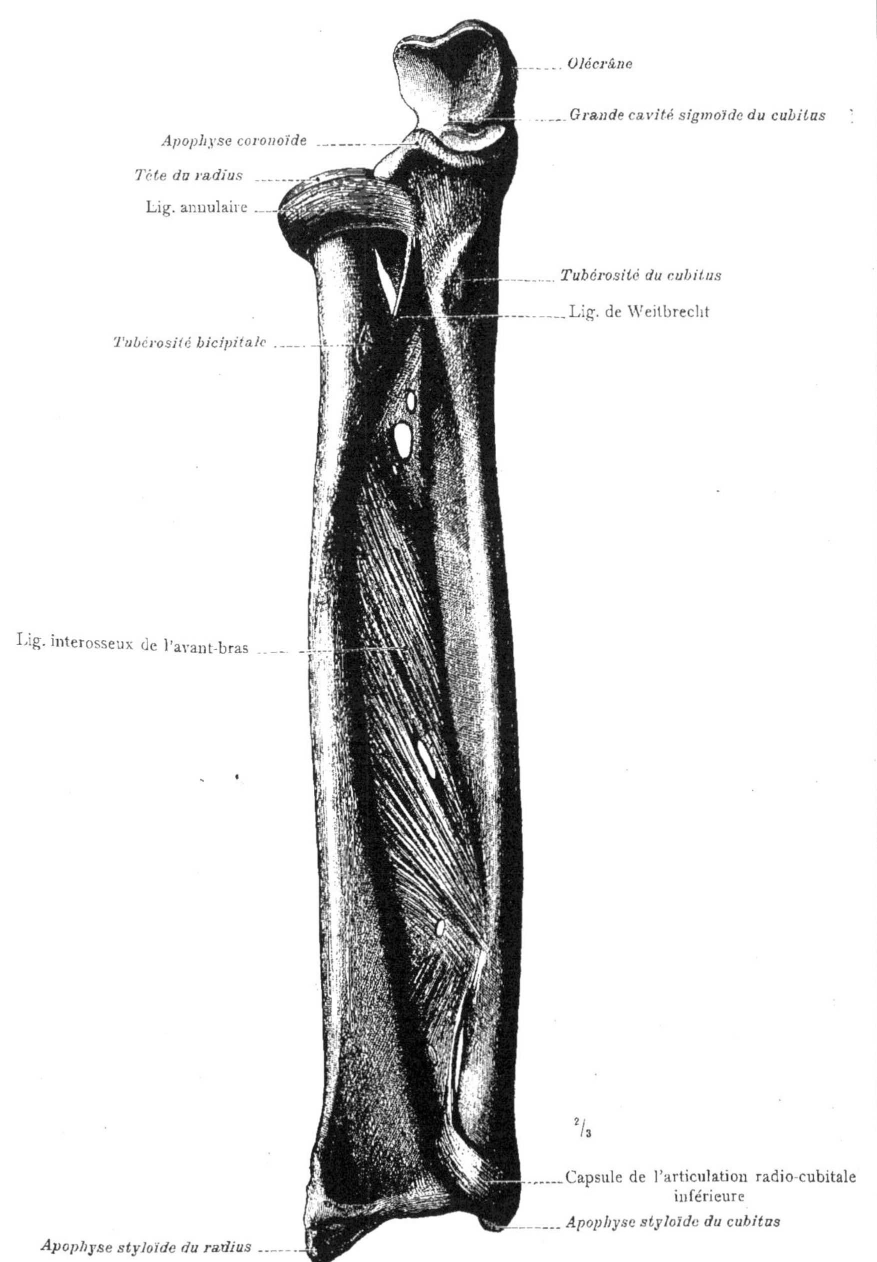

Fig. 442. Articulations radio-cubitales supérieure et inférieure. Ligament annulaire. Ligament interosseux de l'avant-bras.
(Vue antérieure des deux os de l'avant-bras.)

Articulations des os de l'avant-bras.

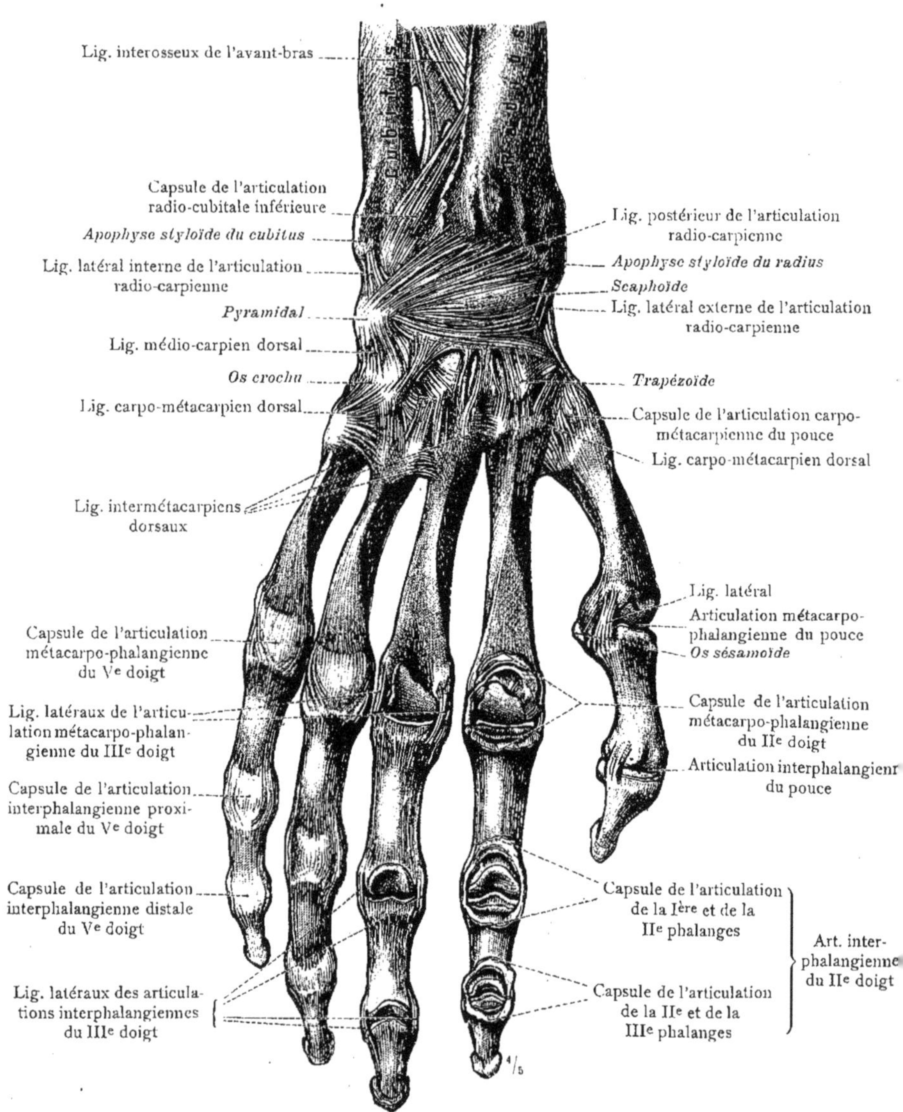

Fig. 443. Appareil ligamenteux de la région dorsale de la main. Ligaments postérieur et latéraux de l'articulation radio-carpienne. Ligaments dorsaux du carpe. Capsule et ligaments latéraux des articulations métacarpo-phalangiennes et interphalangiennes des doigts.
(La capsule des articulations métacarpo-phalangienne et interphalangiennes de l'index a été largement ouverte en arrière, celle des articulations du médius et du pouce a été entièrement enlevée jusqu'aux ligaments latéraux; les articulations des autres doigts ont été laissées intactes.)

Articulations de la main et des doigts.

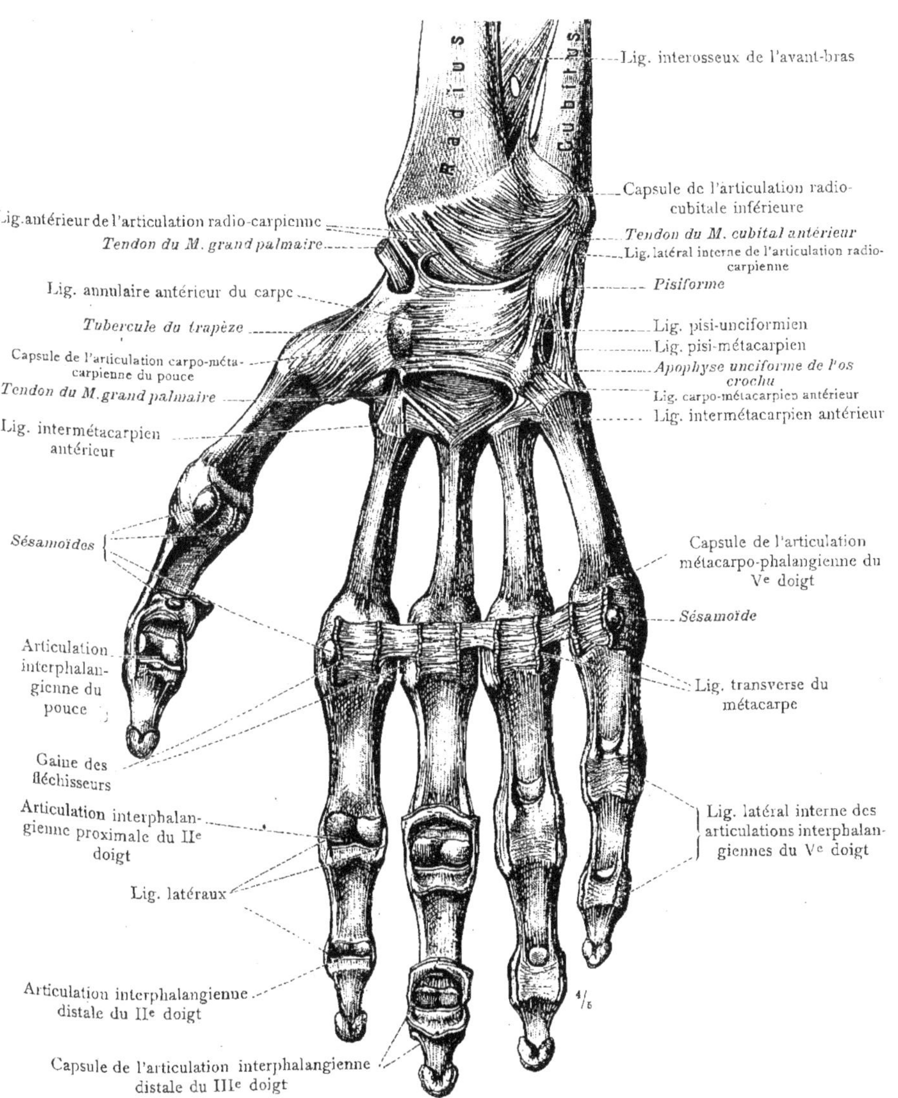

Fig. 444. Appareil ligamenteux de la région antérieure de la main. Ligament antérieur de l'articulation radio-carpienne et ligaments palmaires du carpe. Capsule et ligaments latéraux des articulations métacarpo-phalangiennes et interphalangiennes des doigts. Ligament annulaire antérieur du carpe. Canal radio-carpien. Rapports des tendons des muscles grand palmaire et cubital antérieur avec les ligaments palmaires du carpe. Ligament transverse du métacarpe. Sésamoïdes de la main.
(La capsule des articulations interphalangiennes de l'index a été entièrement enlevée jusqu'au voisinage des ligaments latéraux; celle des articulations du médius a été largement ouverte en avant; la capsule de l'articulation interphalangienne du pouce a été incisée au niveau de son insertion distale et le long des ligaments latéraux, puis réclinée vers le haut. Les articulations des autres doigts ont été laissées intactes.)

Articulations de la main et des doigts.

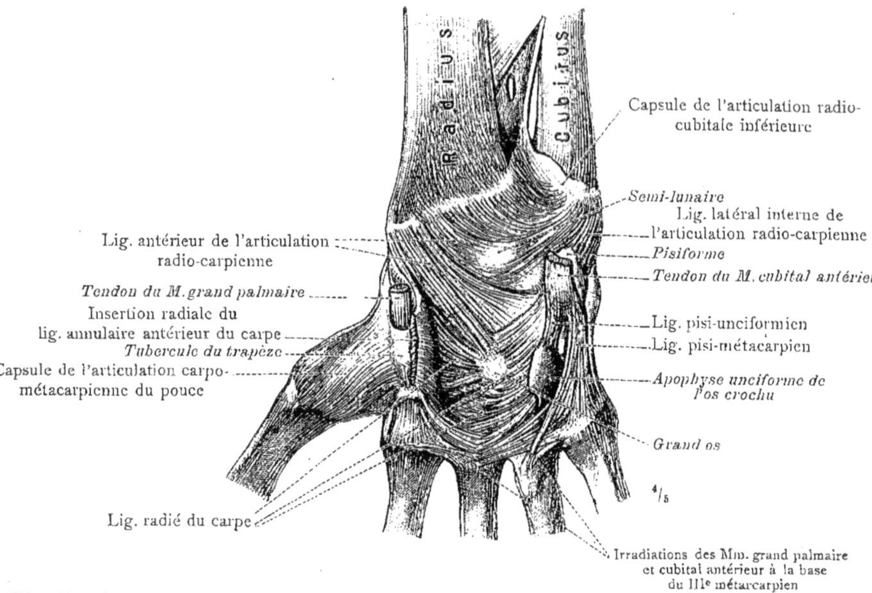

Fig. 445. Articulation radio-carpienne droite, vue antérieure, après ablation du ligament annulaire antérieur du carpe. Ligament antérieur de l'articulation du poignet et ligament radié du carpe.

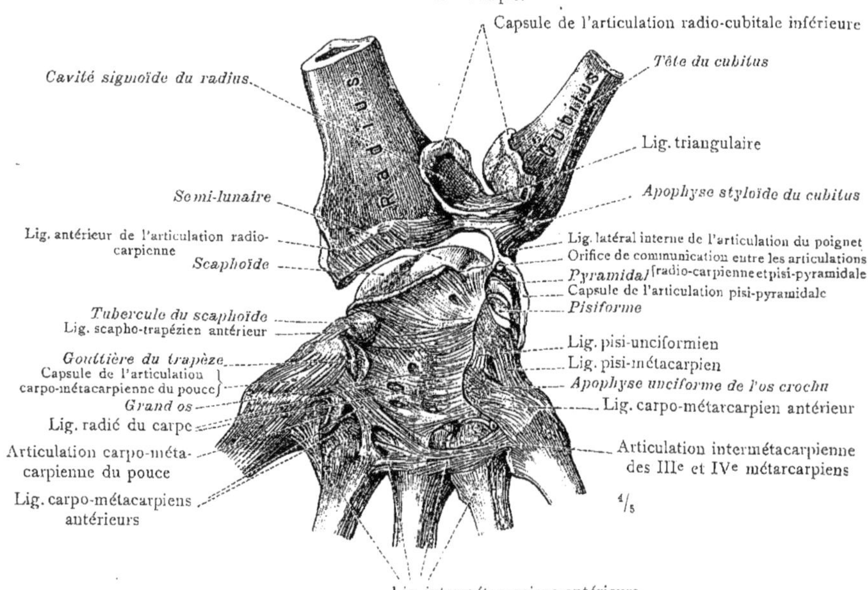

Fig. 446. Ligaments palmaires des articulations carpiennes et carpo-métacarpiennes vus après ablation du ligament annulaire antérieur du carpe et des tendons des muscles grand palmaire et cubital antérieur.

(Les articulations radio-carpienne et radio-cubitale inférieure ont été ouvertes en conservant le ligament triangulaire et le ligament latéral interne du poignet; les deux os de l'avant-bras ont été écartés l'un de l'autre et séparés également du condyle carpien. Les articulations pisi-pyramidale, carpo-métacarpienne du IVe doigt et intermétacarpienne des IIIe et IVe doigts ont été en partie ouvertes.)

Articulations de la main.

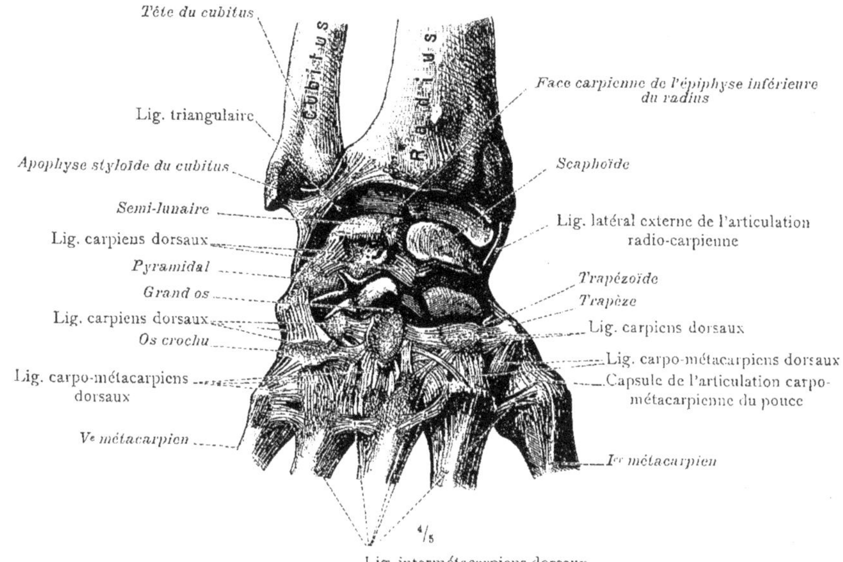

Fig. 447. Ligaments dorsaux des articulations carpiennes, carpo-métacarpiennes et intermétacarpiennes.
(Massif du carpe avec l'extrémité inférieure des os de l'avant-bras et la portion proximale des métacarpiens de la main droite. Les articulations radio-cubitale inférieure, radio-carpienne et intercarpiennes ont été ouvertes. Les os de l'avant-bras ont été légèrement éloignés du condyle carpien.)

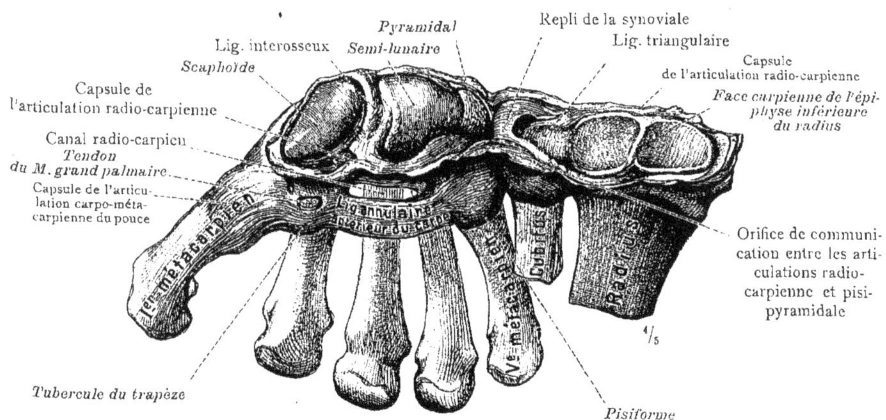

Fig. 448. Articulation radio-carpienne: surfaces articulaires et insertions de la capsule. Canal radio-carpien.
(Massif du carpe et métacarpiens de la main droite, vue antéro-supérieure. La capsule de l'articulation du poignet a été incisée circulairement à l'exception du ligament latéral interne et les deux os de l'avant-bras ont été rabattus en dedans et vers le bas.)

Articulations de la main.

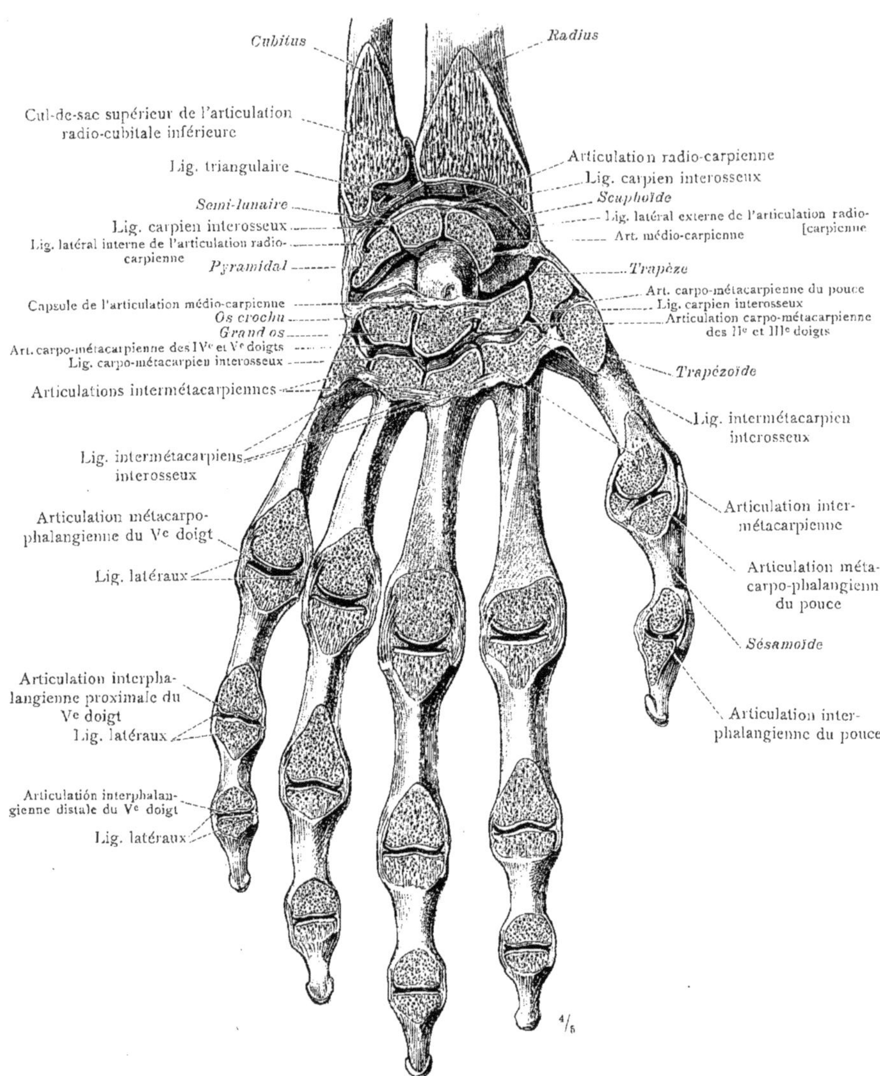

Fig. 449. Articulation radio-cubitale inférieure. Articulations de la main: articulations radio-carpienne, carpiennes, carpo-métacarpiennes, intermétacarpiennes, métacarpo-phalangiennes et interphalangiennes.
(Squelette de la main droite avec la portion distale des os de l'avant-bras, vue postérieure. Coupe frontale des diverses articulations de la main; les articulations métacarpo-phalangienne et interphalangienne du pouce ont été sectionnées sagittalement.)

Articulations de la main et des doigts.

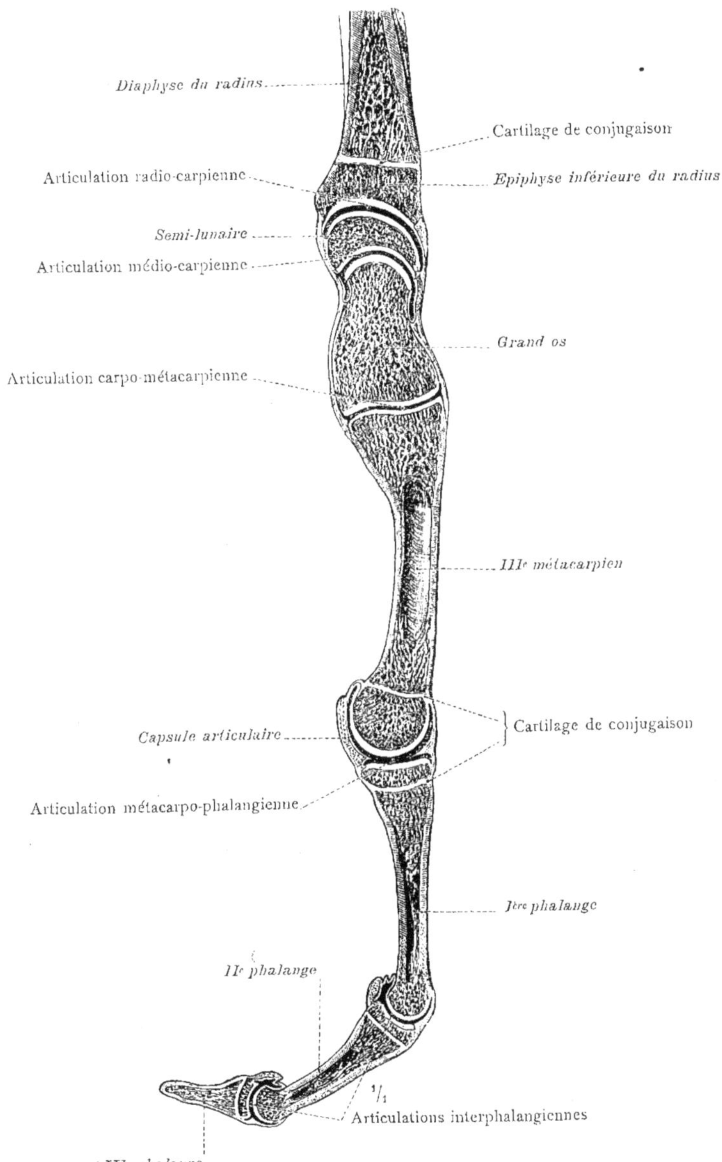

Fig. 450. Articulations de la main vues sur une coupe antéro-postérieure. (Coupe antéro-postérieure de la main droite d'un sujet de 17 ans, segment externe de la coupe. La coupe passe par l'extrémité distale du radius, le carpe, le troisième métacarpien et les phalanges du médius.)

Articulations de la main et des doigts.

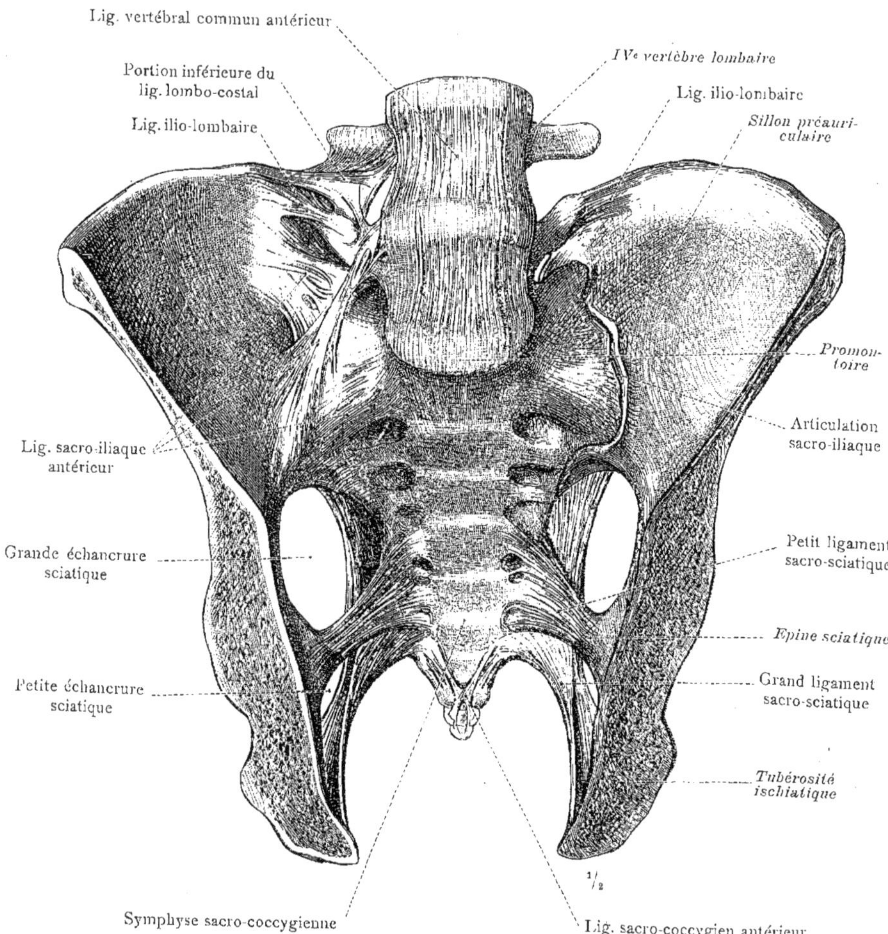

Fig. 451. Articulation sacro-iliaque. Ligament sacro-iliaque antérieur; ligament ilio-lombaire; grand et petit ligaments sacro-sciatiques.
(Coupe transversale du bassin, segment postérieur de la coupe vu par sa face endopelvienne. La capsule de l'articulation sacro-iliaque droite a été conservée, celle de l'articulation sacro-iliaque gauche au contraire a été entièrement enlevée.)

Articulations et ligaments du bassin.

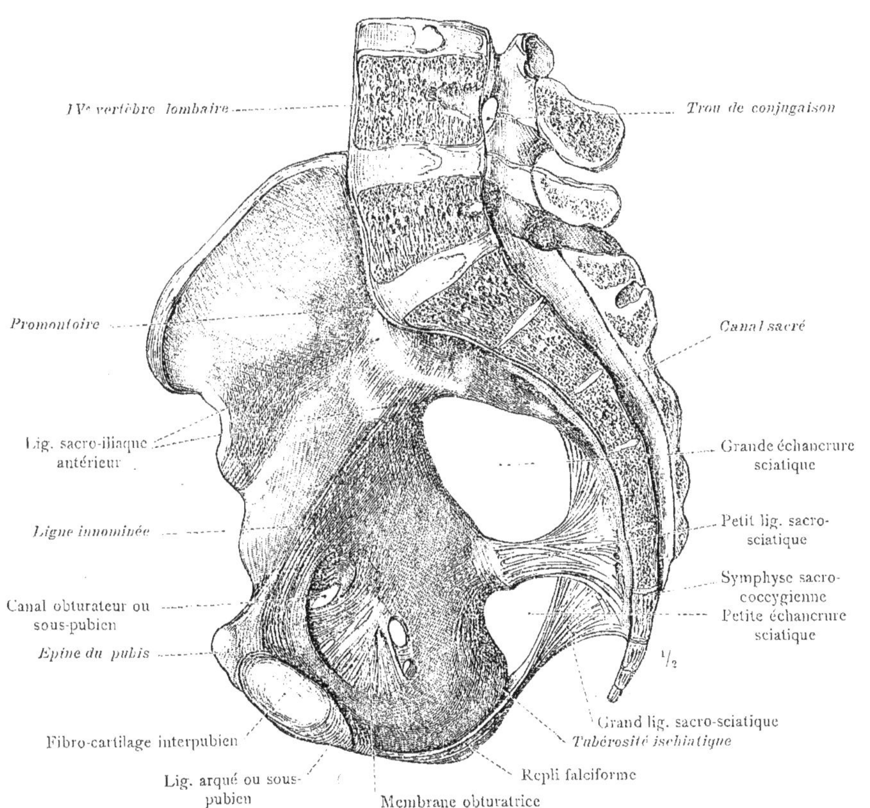

Fig. 452. Grand et petit ligaments sacro-sciatiques. Membrane obturatrice. Canal obturateur ou sous-pubien. Articulation sacro-iliaque.
(Coupe sagittale du bassin, segment droit de la coupe vu par sa face endopelvienne.)

Articulations et ligaments du bassin.

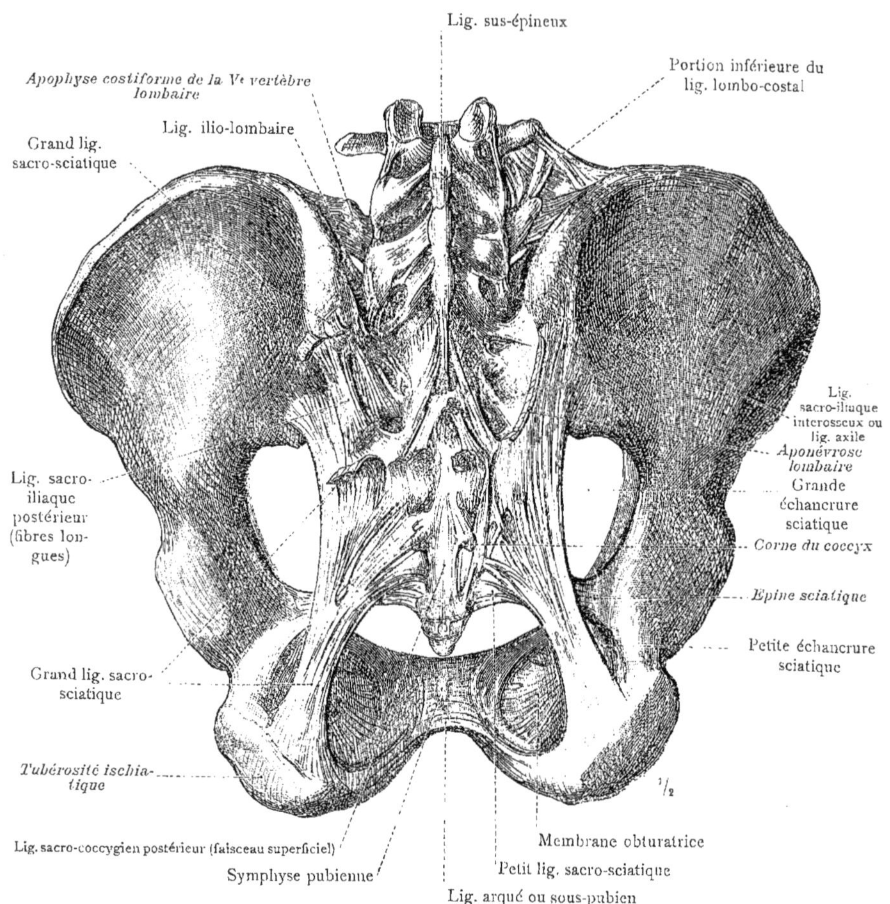

Fig. 453. Appareil ligamenteux du bassin. Grand ligament sacro-sciatique et ses rapports avec l'aponévrose lombaire. Ligament sacro-iliaque postérieur et ligament interosseux. Ligament ilio-lombaire.

(Vue postérieure du bassin et des deux dernières vertèbres lombaires. A droite, l'aponévrose lombaire a été sectionnée au niveau de sa zone d'union avec le grand ligament sacro-sciatique et attirée en dehors; à gauche, les fibres superficielles du grand ligament sacro-sciatique ont été incisées et réclinées en haut et en bas. La portion inférieure du ligament lombo-costal a été conservée du côté droit et entièrement enlevée du côté gauche).

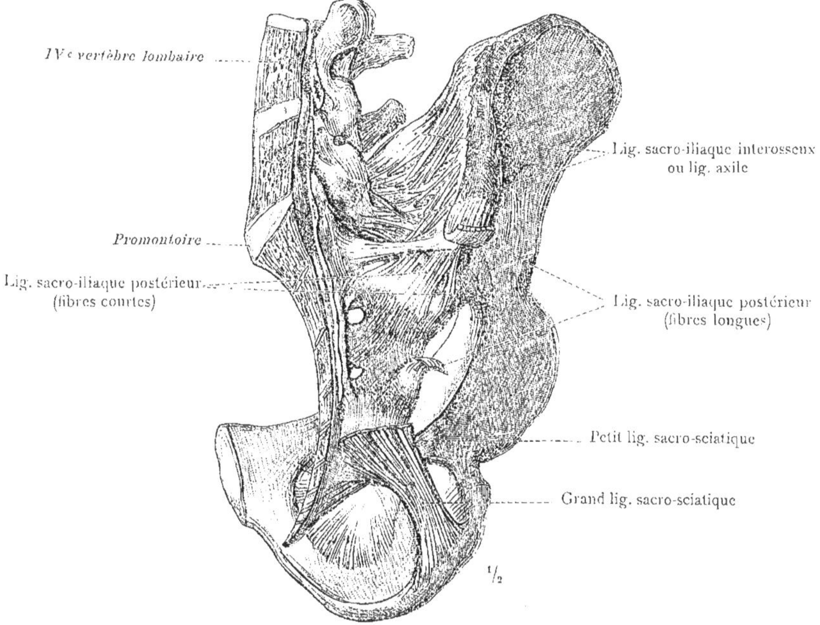

Fig. 454. Ligament sacro-iliaque postérieur, plan profond. Ligament sacro-iliaque interosseux ou ligament axile.
(Coupe sagittale du bassin, vue postéro-interne de la moitié droite de la coupe. La portion supérieure du grand ligament sacro-sciatique a été réséquée; les fibres longues du ligament sacro-iliaque postérieur ont été sectionnées vers leur partie moyenne et réclinées vers le haut et vers le bas.

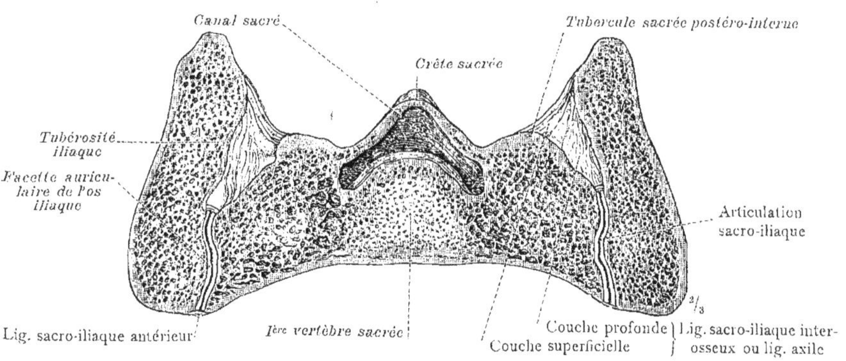

Fig. 455. Coupe horizontale des articulations sacro-iliaques. Ligament sacro-iliaque interosseux ou ligament axile.
(La coupe a été menée perpendiculairement à l'axe du sacrum et passe par la partie moyenne du corps de la première vertèbre sacrée — Segment inférieur de la coupe.)

Articulations et ligaments du bassin.

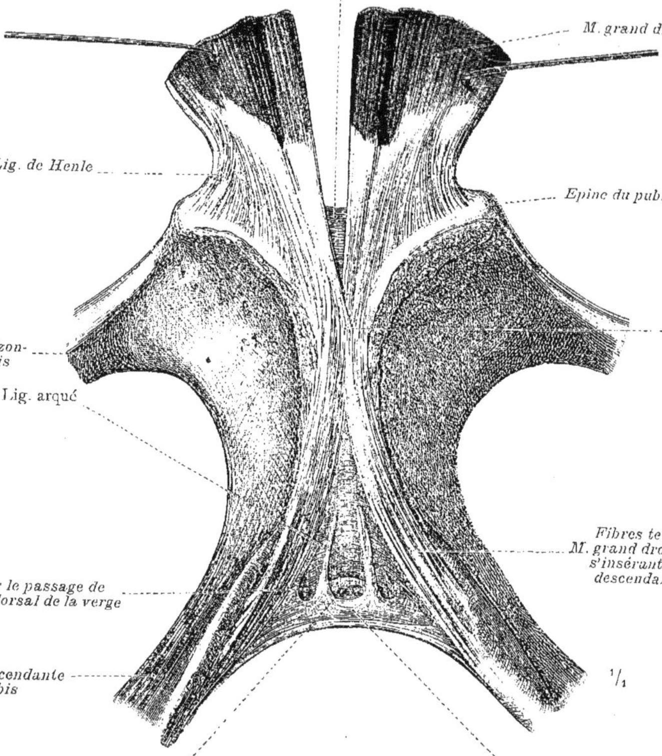

Lig. sus-pubien

M. grand droit de l'abdomen

Lig. de Henle

Epine du pubis

Branche horizontale du pubis

Entrecroisement tendineux

Lig. arqué

Fibres tendineuses du M. grand droit de l'abdomen s'insérant à la branche descendante du pubis

Orifice pour le passage de l'A. et du N. dorsal de la verge

Branche descendante du pubis

1/1

Orifice pour le passage de la V. dorsale de la verge

Lig. transverse du bassin

Fig. 456. Symphyse pubienne: ligament sus-pubien, ligament arqué ou sous-pubien et ligament transverse du bassin. Insertions des muscles grands droits de l'abdomen aux pubis.
(Vue antérieure de la symphyse pubienne. Les deux muscles droits ont été légèrement écartés l'un de l'autre.)

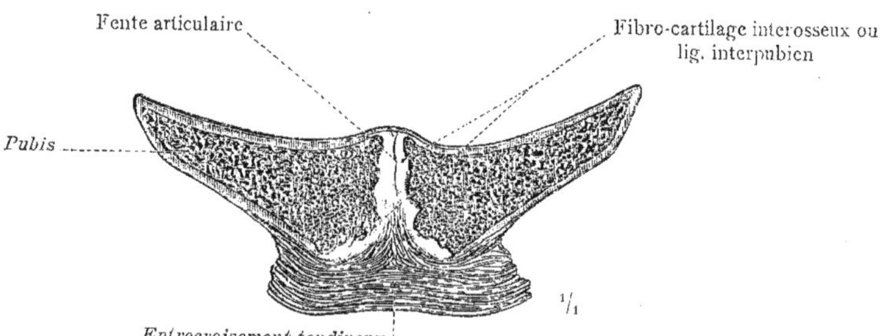

Fig. 457. Coupe horizontale de la symphyse pubienne chez une nullipare de 21 ans. Fibro-cartilage interosseux et fente articulaire. L'appareil ligamenteux de l'articulation se trouve renforcé en avant par l'entrecroisement des fibres tendineuses des muscles grand droit et grand oblique de l'abdomen.
(La coupe passe par la partie moyenne des branches ischio-pubiennes.)

Symphyse pubienne.

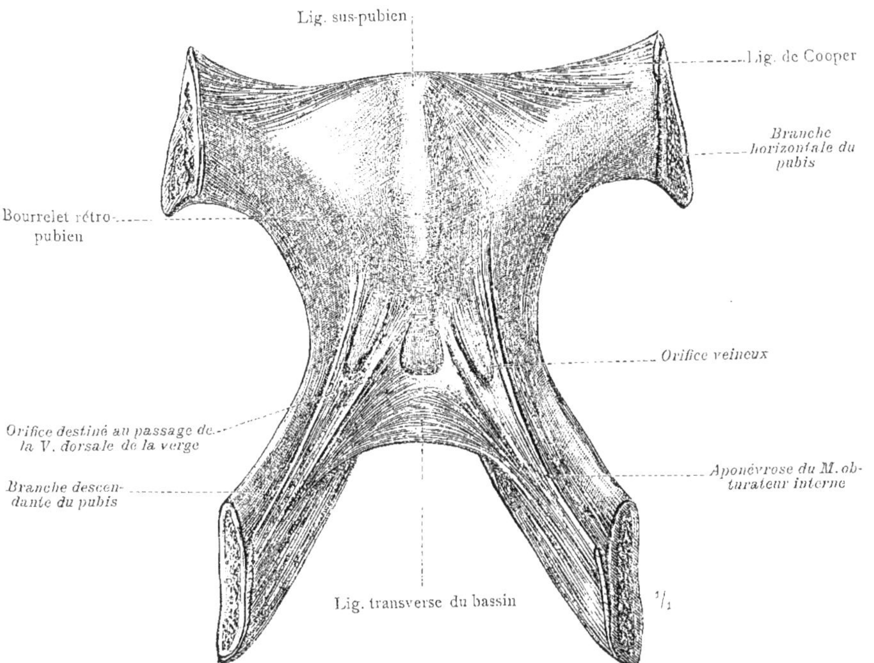

Fig. 458. Symphyse pubienne: bourrelet rétro-pubien; ligament transverse du bassin et ses rapports avec l'aponévrose du muscle obturateur interne.
(Vue postérieure de la symphyse pubienne.)

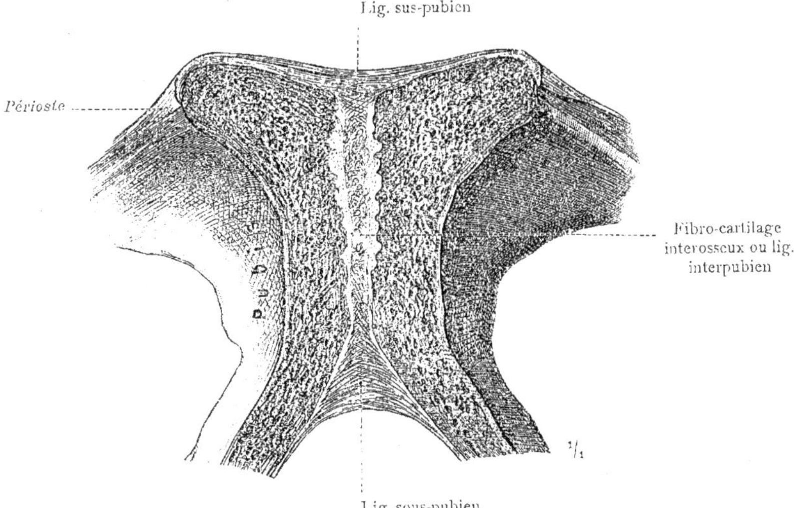

Fig. 459. Symphyse pubienne: fibro-cartilage interosseux; ligament sus-pubien et ligament arqué ou sous-pubien.
(Coupe frontale de la symphyse pubienne, segment postérieur de la coupe.)

Symphyse pubienne.

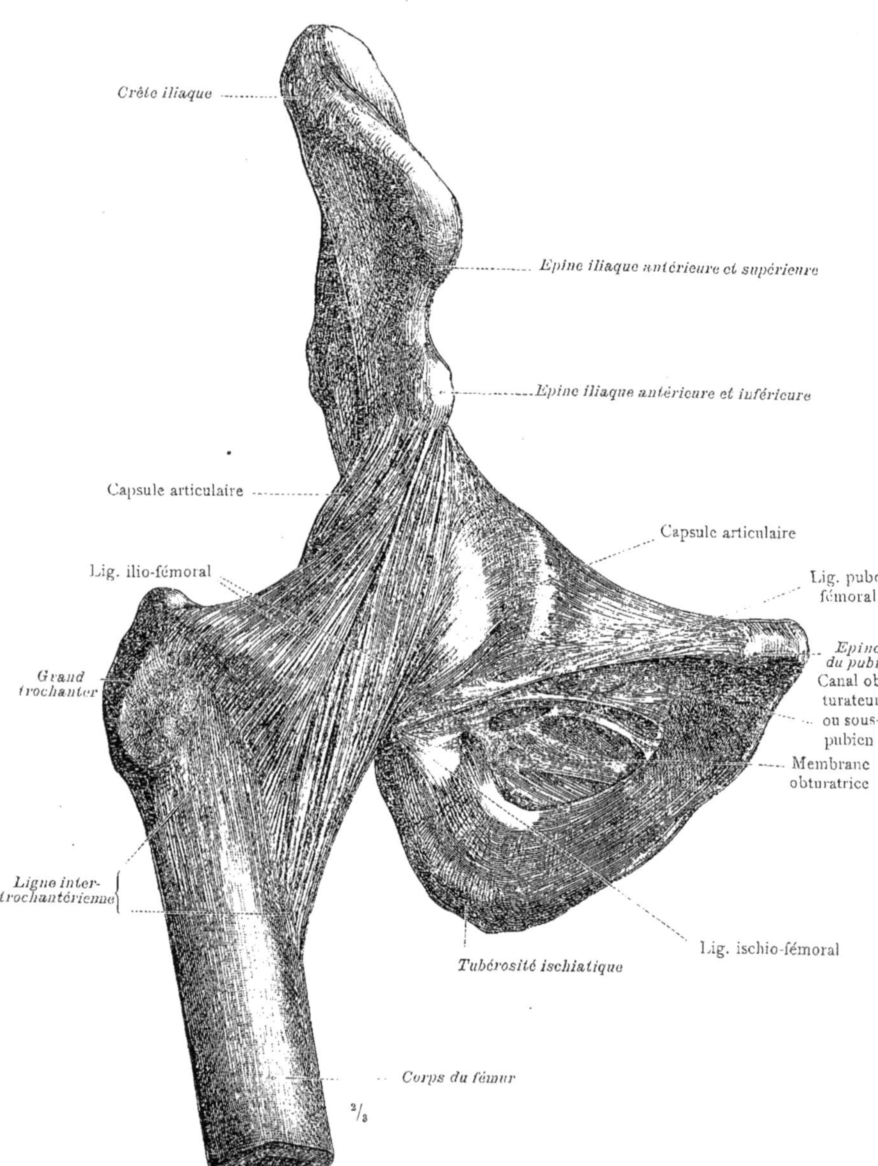

Fig. 460. Articulation coxo-fémorale ou articulation de la hanche: ligament ilio-fémoral (ligament de Bertin); ligament pubo-fémoral et ses rapports avec la membrane obturatrice. (Articulation coxo-fémorale droite, vue antérieure.)

Articulation coxo-fémorale.

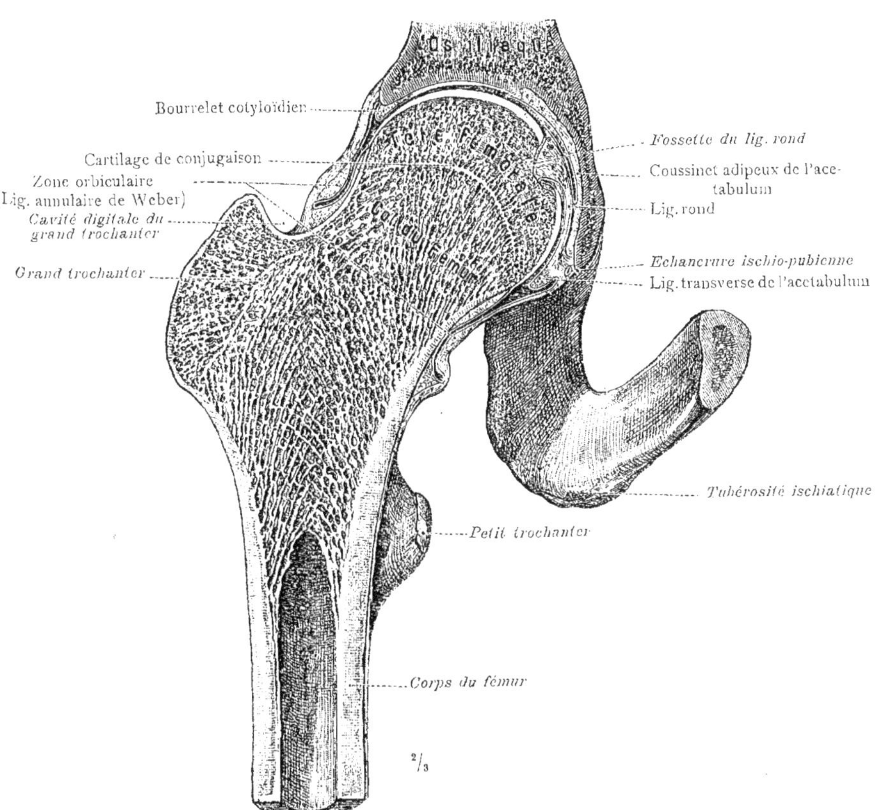

Fig. 461. Articulation coxo-fémorale: capsule articulaire; zone orbiculaire ou ligament annulaire de Weber.
(Articulation coxo-fémorale droite, coupe frontale passant par la partie moyenne de la cavité cotyloïde et la fossette du ligament rond.)

Articulation coxo-fémorale.

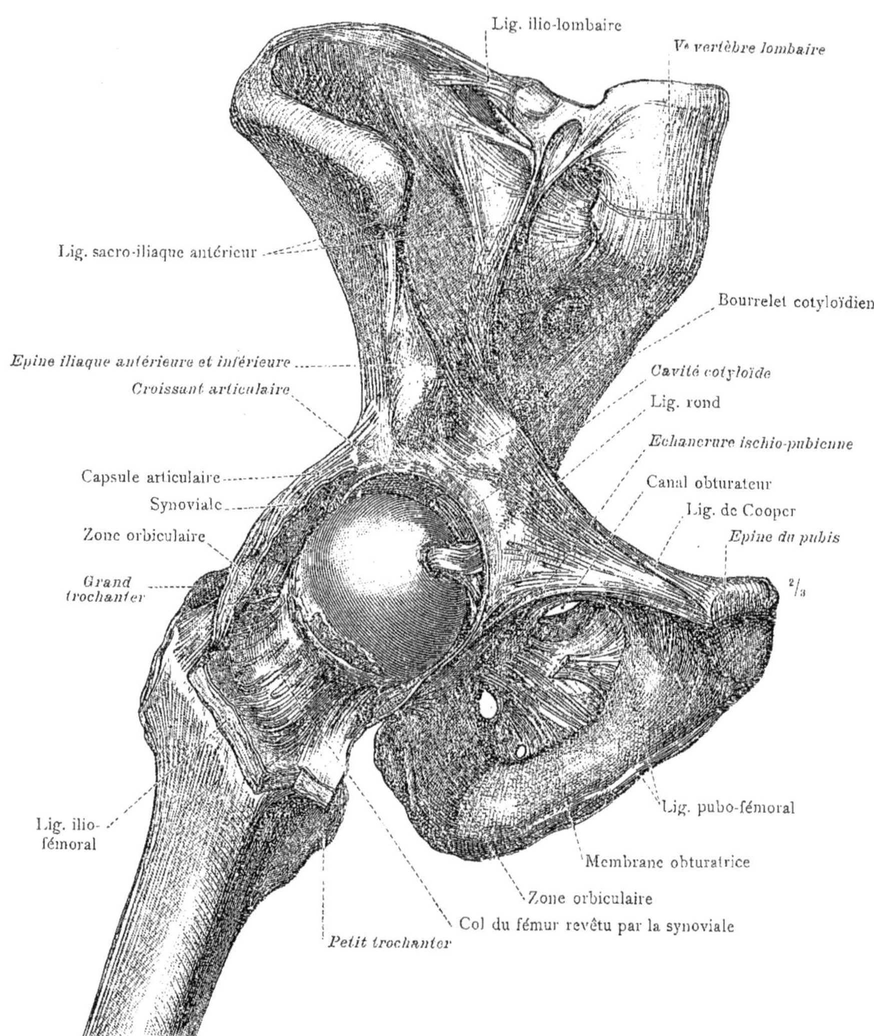

Fig. 462. Articulation coxo-fémorale: ligament rond, bourrelet cotyloïdien, capsule articulaire et ligament annulaire de Weber (zone orbiculaire).
(Articulation coxo-fémorale droite, vue antérieure. La portion antérieure de la capsule articulaire a été enlevée; la tête fémorale a été attirée en dehors de la cavité cotyloïde.)

Articulation coxo-fémorale.

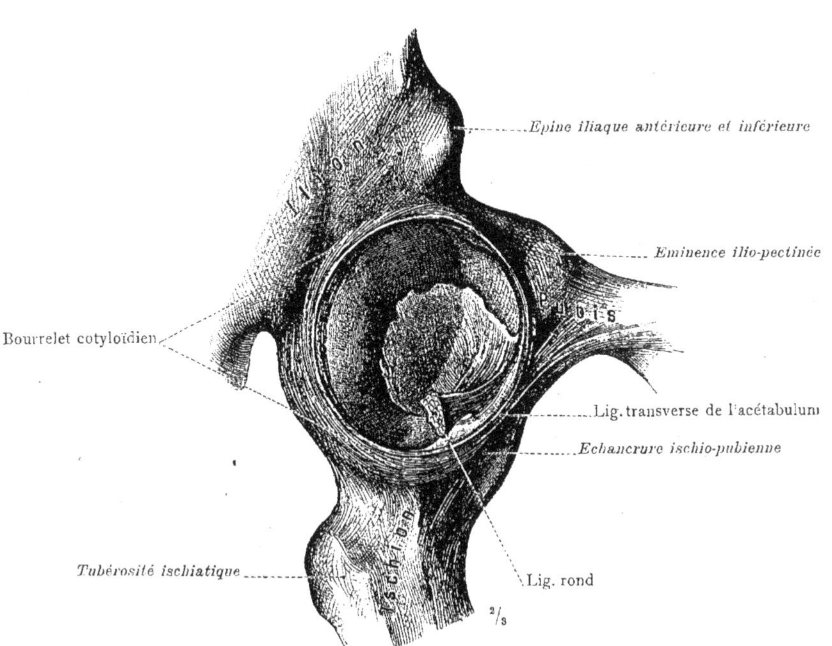

Fig. 463. Articulation coxo-fémorale: cavité cotyloïde; bourrelet cotyloïdien et ligament transverse de l'acétabulum. Ligament rond.

Articulation coxo-fémorale.

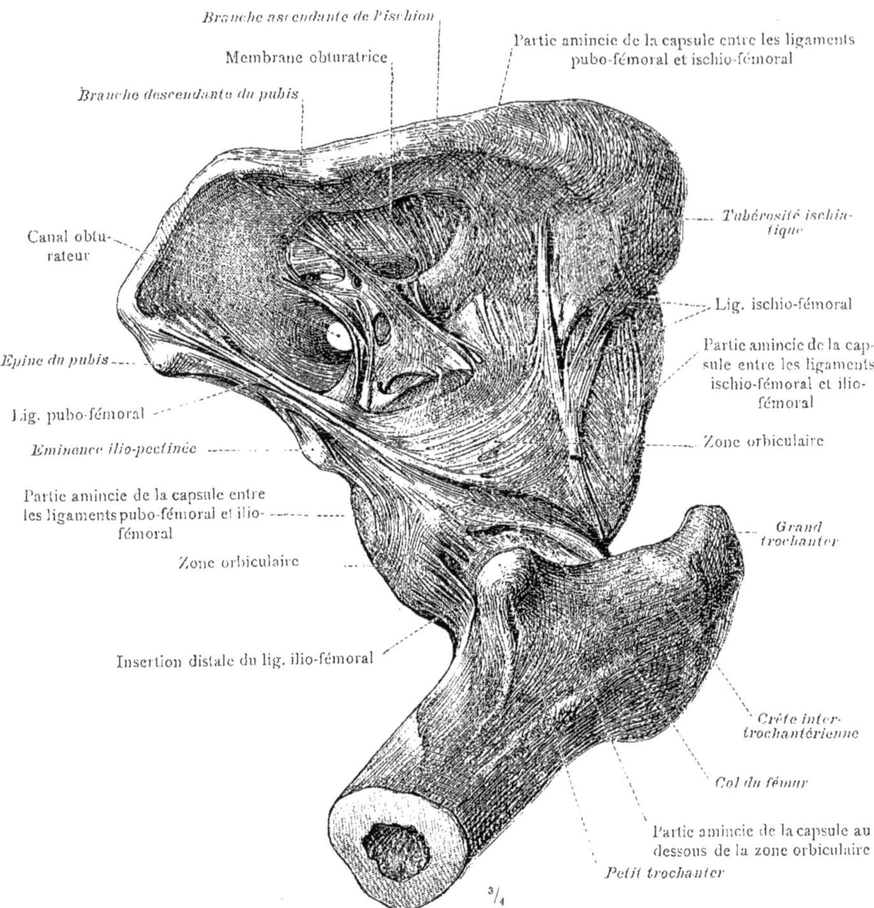

Fig. 464. Articulation coxo-fémorale: capsule articulaire; zone orbiculaire; rapports de la zone orbiculaire avec les ligaments pubo-fémoral et ischio-fémoral. Membrane obturatrice; canal obturateur ou sous-pubien.
(Vue postéro-interne de l'articulation coxo-fémorale droite. La cavité articulaire a été injectée au suif.)

Articulation coxo-fémorale.

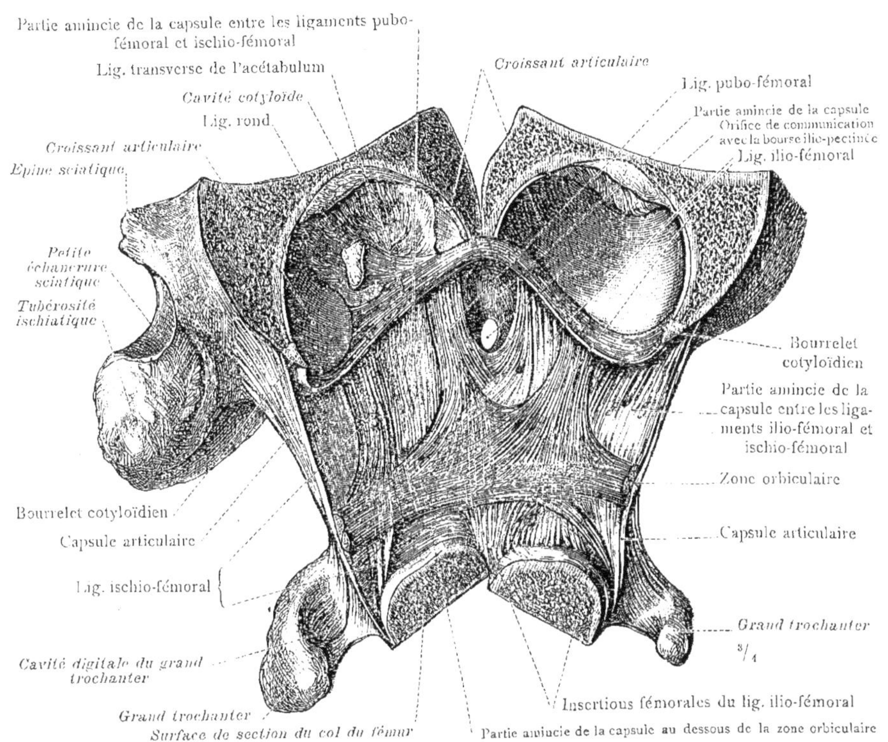

Fig. 465. Articulation coxo-fémorale: zone orbiculaire et ses rapports avec les ligaments ilio-fémoral, pubo-fémoral et ischio-fémoral; parties amincies de la capsule articulaire et orifice de communication de la cavité articulaire avec la bourse ilio-pectinée; cavité cotyloïde; ligament transverse de l'acétabulum et ligament rond.

(Coupe de l'articulation coxo-fémorale passant par le bord supérieur du grand trochanter et le bord interne de l'éminence ilio-pectinée; le col du fémur a été sectionné au voisinage des insertions inférieures de la capsule articulaire et la tête fémorale enlevée.)

Articulation coxo-fémorale.

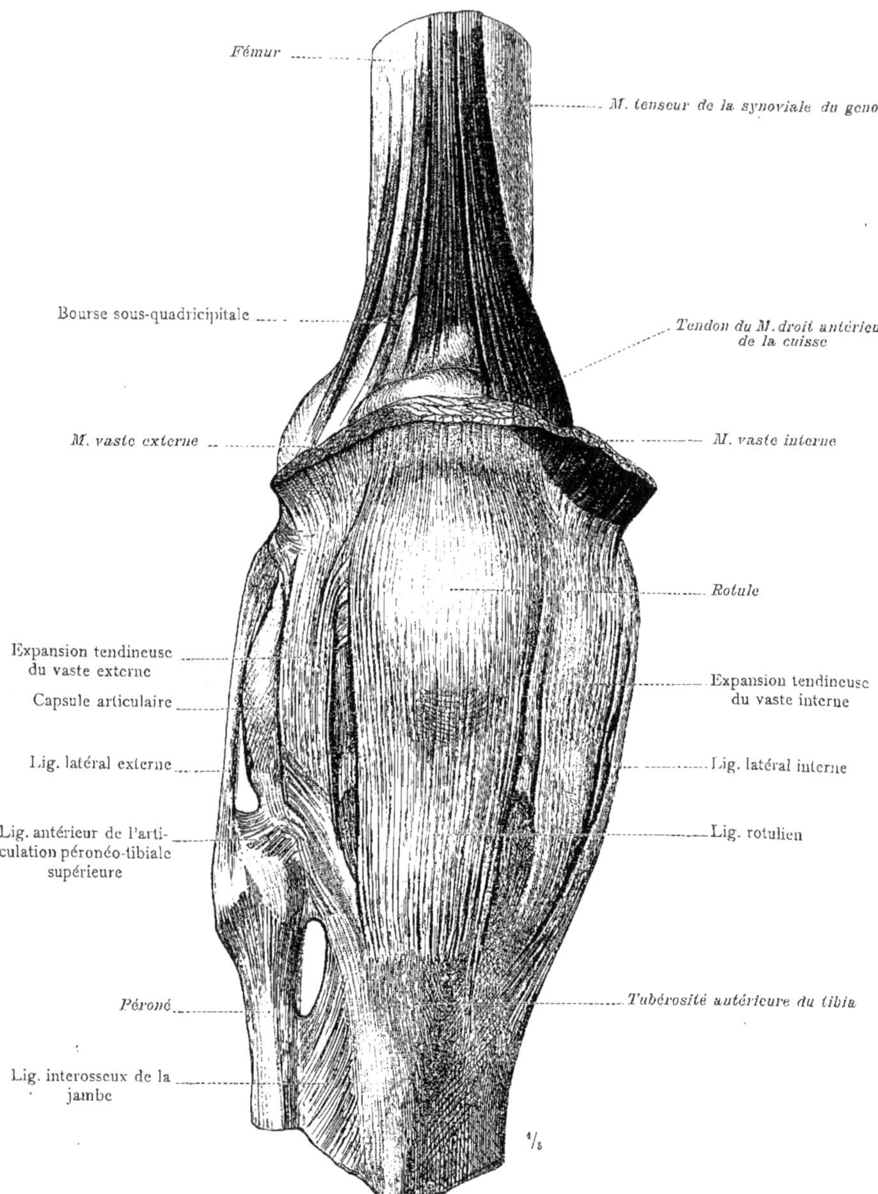

Fig. 466. Articulation du genou: capsule articulaire; ligament rotulien; expansions tendineuses des muscles vaste externe et vaste interne; ligaments latéraux externe et interne. Bourse sous-quadricipitale et muscle sous-crural ou tenseur de la synoviale du genou. Articulation péronéo-tibiale supérieure et son ligament antérieur. (Articulation du genou droit, vue antérieure. La cavité articulaire a été injectée au suif.)

Articulation du genou.

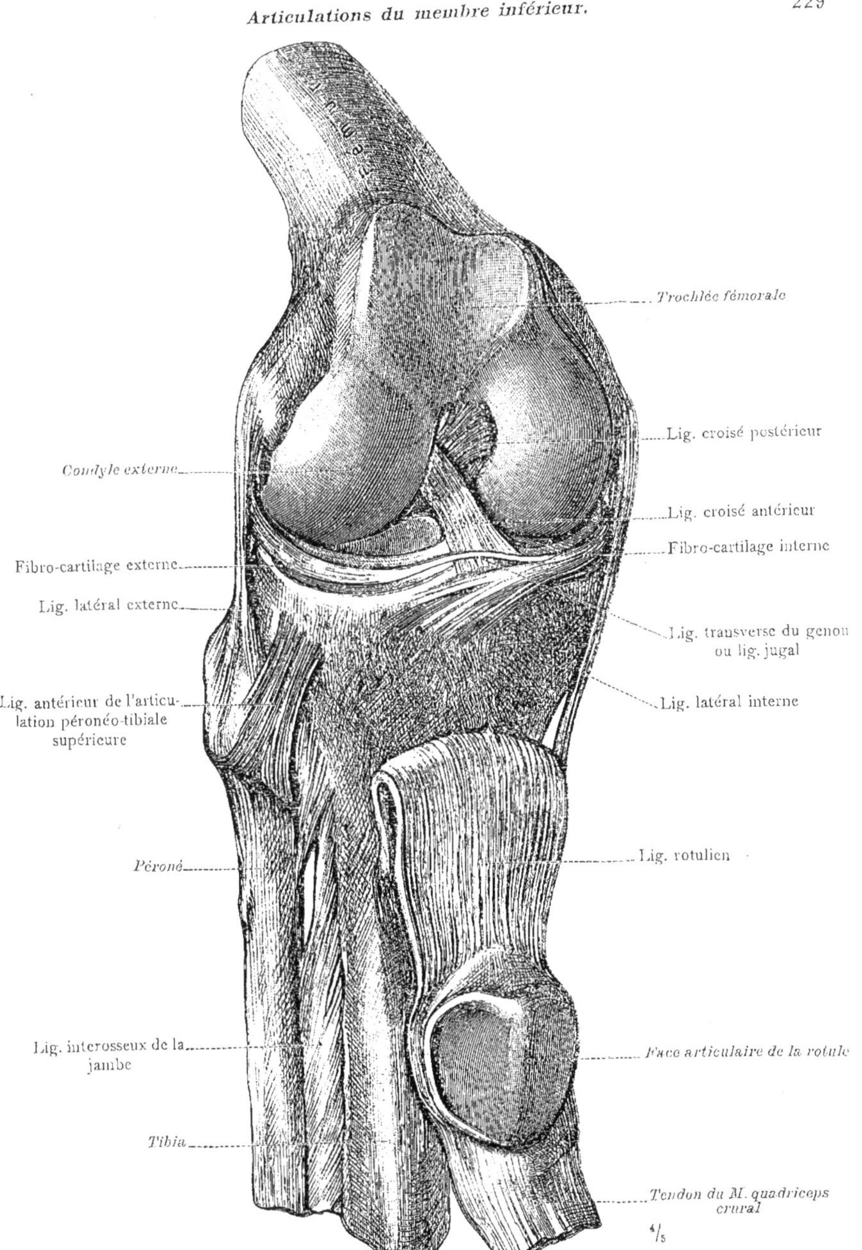

Fig. 467. Articulation du genou: ligaments latéraux externe et interne; ligaments croisés; ligament rotulien. Articulation péronéo-tibiale supérieure et son ligament antérieur. (Articulation du genou droit, vue antéro-externe. La capsule articulaire a été réséquée jusqu'au niveau des ligaments latéraux; la rotule et le ligament rotulien ont été réclinés vers le bas.)

Articulation du genou.

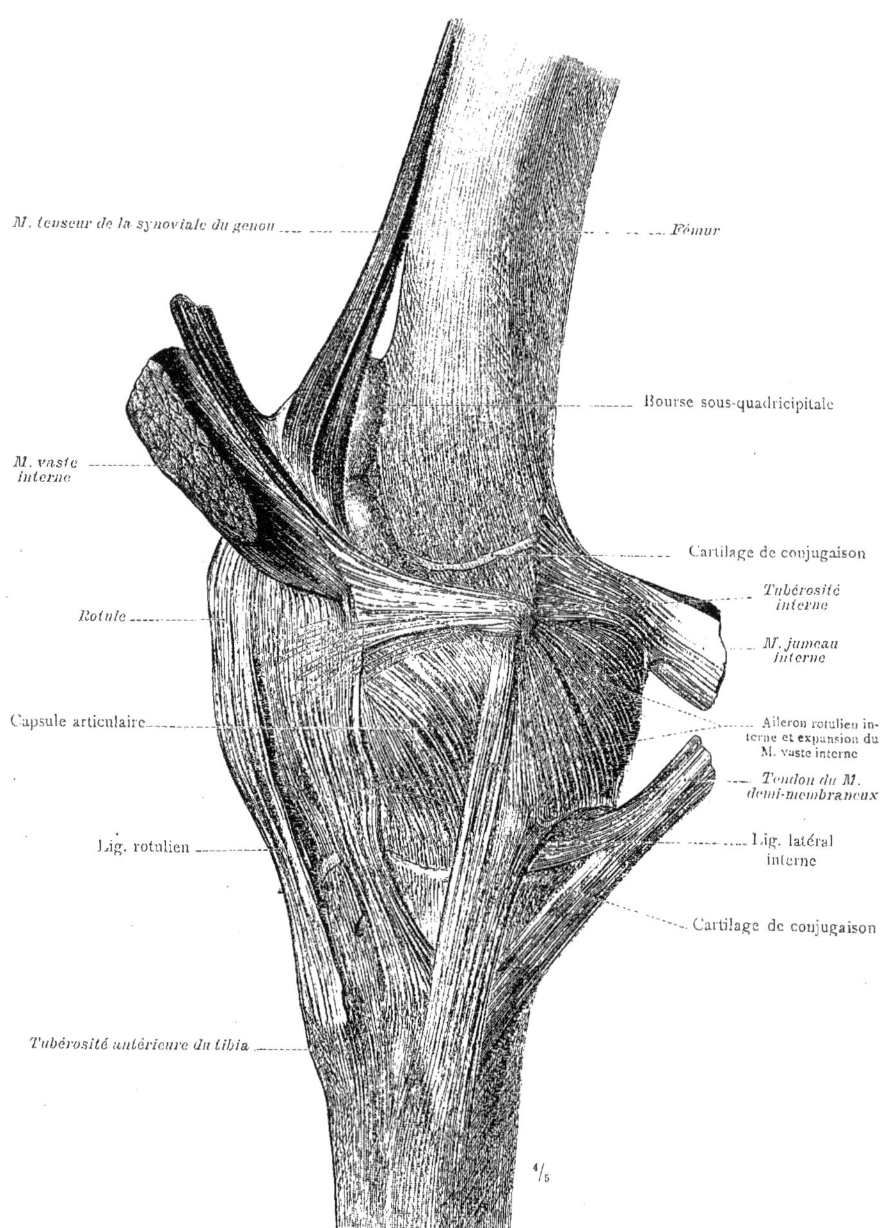

Fig. 468. Articulation du genou: capsule articulaire; muscle tenseur de la synoviale du genou; bourse sous-quadricipitale; ligament latéral interne; ligament rotulien; aileron rotulien interne et expansion aponévrotique du muscle vaste interne.
(Même préparation que fig. 466 vue par sa face interne.)

Articulation du genou.

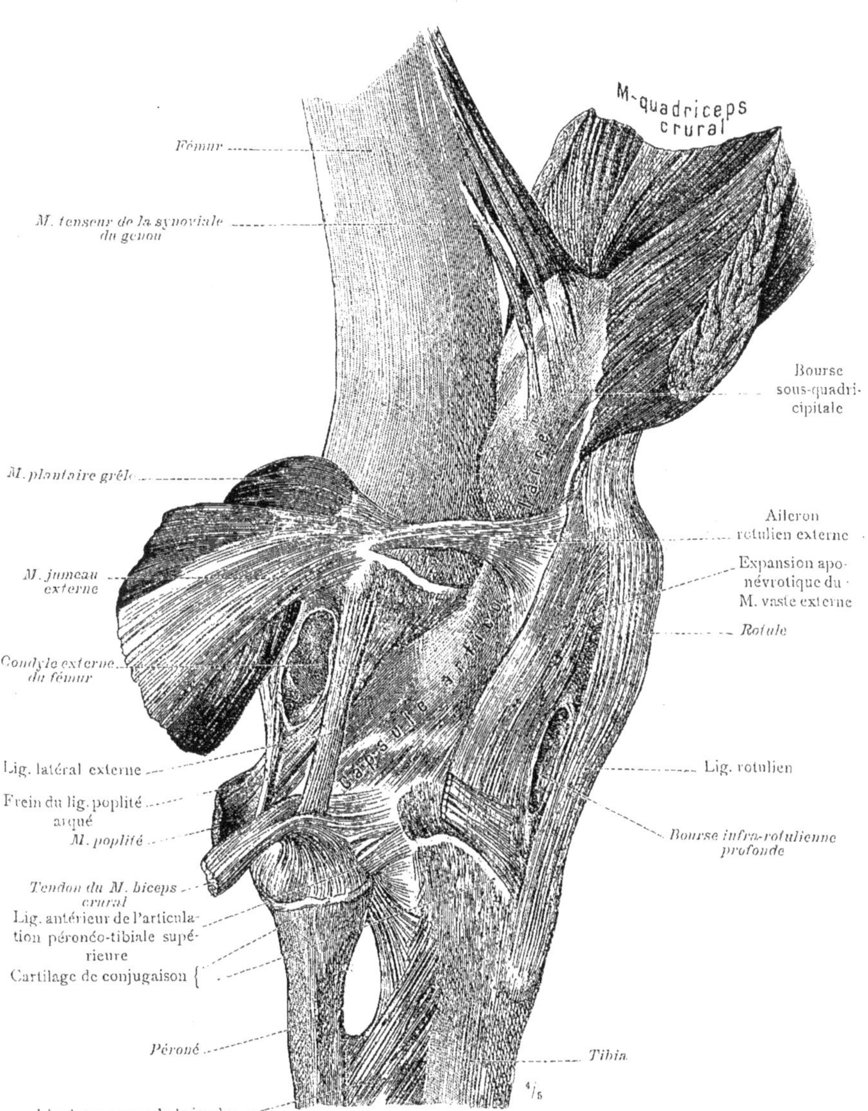

Fig. 469. Articulation du genou: capsule articulaire; bourse sous-quadricipitale et muscle tenseur de la synoviale. Ligament latéral externe. Ligament rotulien; expansion aponévrotique du muscle vaste externe et aileron rotulien externe. Articulation péronéo-tibiale supérieure et son ligament antérieur.
(Même préparation que fig. 466 et 468 vue par sa face externe. La capsule articulaire a été ouverte en arrière du ligament latéral externe. La bourse infra-rotulienne profonde a été également incisée.)

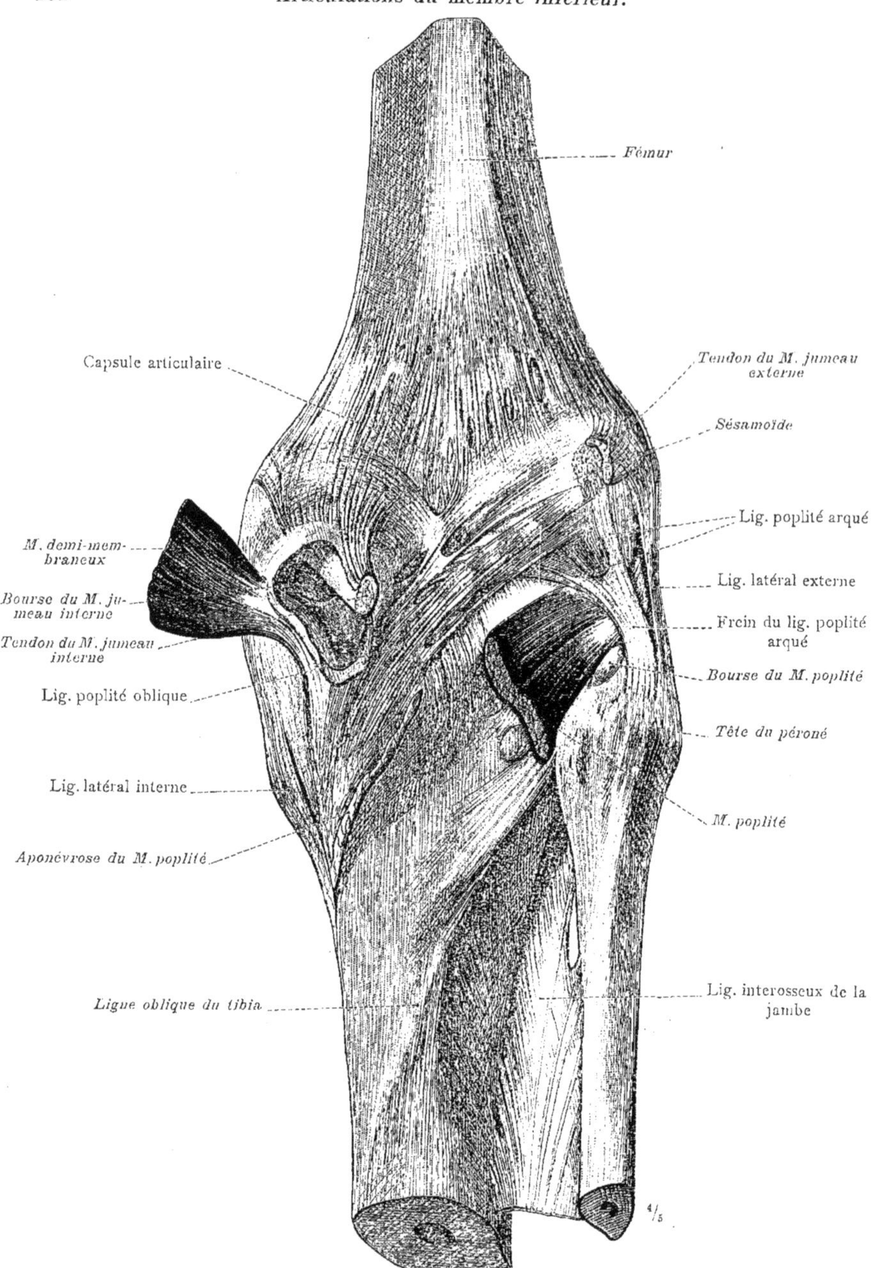

Fig. 470. Articulation du genou: capsule articulaire; ligament poplité oblique et ses rapports avec les tendons des muscles demi-membraneux et jumeau externe; ligament poplité arqué.
Bourse du muscle jumeau interne communiquant avec la cavité articulaire du genou et réunie à la bourse du muscle demi-membraneux. Bourse séreuse du muscle poplité. (Articulation du genou droit, vue postérieure.)

Articulation du genou.

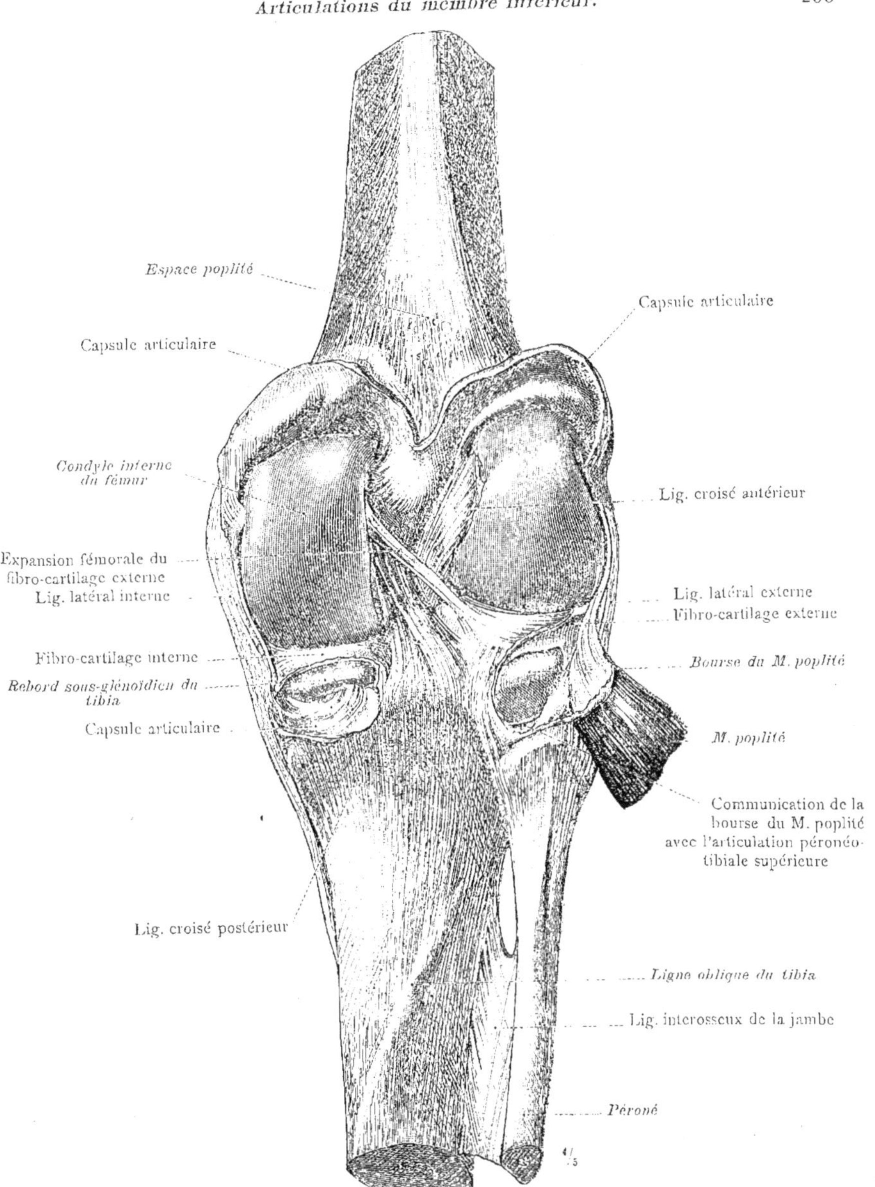

Fig. 471. Articulation du genou: ligaments croisés; expansion fémorale du fibro-cartilage externe ou ligament de Robert. Communication de la bourse du muscle poplité avec l'articulation péronéo-tibiale supérieure.

(Articulation du genou droit, vue postérieure; la portion postérieure de la capsule articulaire a été réséquée. La bourse du muscle poplité a été ouverte et le muscle poplité a été attiré en dehors.)

Articulation du genou.

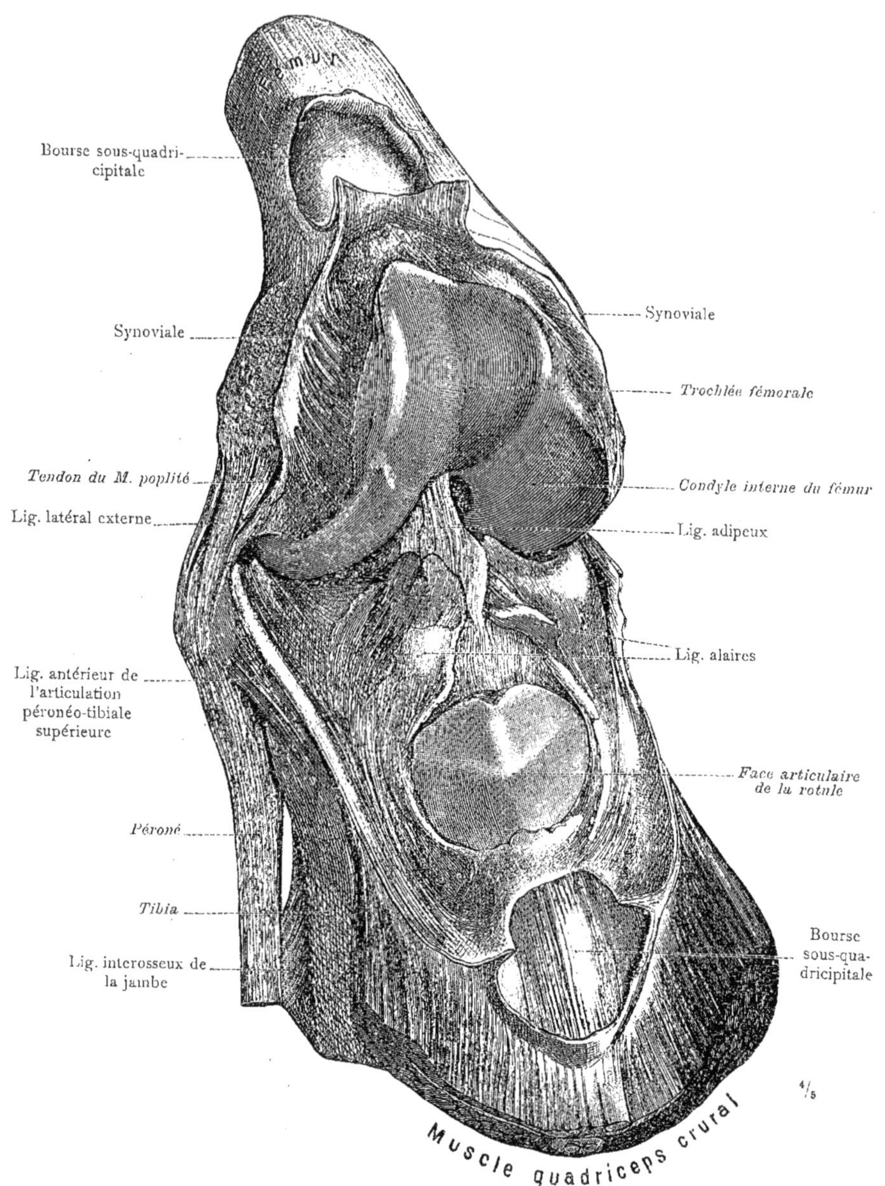

Fig. 472. Articulation du genou: synoviale articulaire; ligament adipeux et ligaments alaires. Bourse sous-quadricipitale.
(Articulation du genou droit, vue antéro-externe. Après injection et durcissement de l'articulation, la capsule a été ouverte en avant des ligaments latéraux et le long de ses insertions fémorales. Le quadriceps crural et la rotule ont été réclinés vers le bas.)

Articulation du genou.

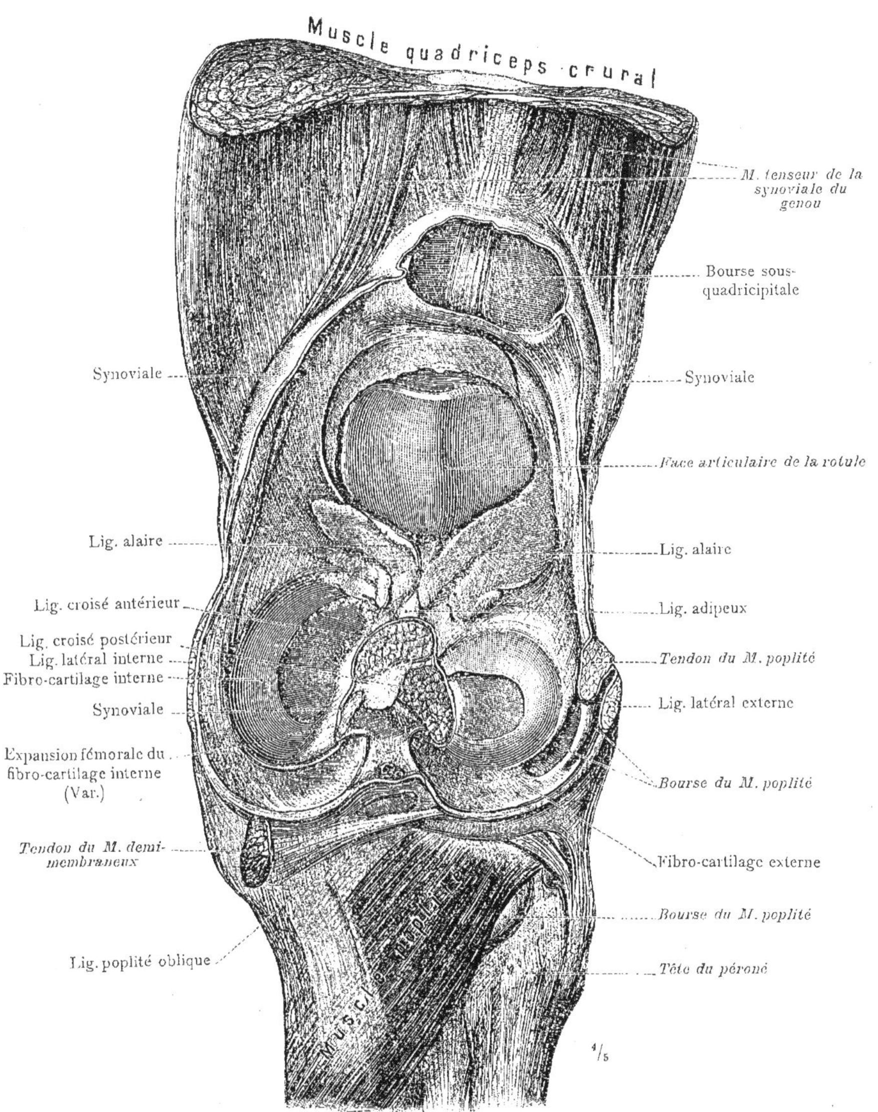

Fig. 473. Articulation du genou: fibro-cartilages semi-lunaires, ligaments alaires et ligament adipeux. Insertions à la capsule articulaire du muscle tenseur de la synoviale du genou. Rapports de la bourse séreuse du muscle poplité avec la cavité de l'articulation du genou, le tendon du muscle poplité et le ligament latéral interne.
(Après injection et durcissement de l'articulation, les ligaments latéraux et le tendon du muscle poplité ont été sectionnés; la capsule a été incisée en arrière au dessus des fibro-cartilages semi-lunaires et en avant le long de ses insertions fémorales; le fémur a été enlevé après section des ligaments croisés.)

Articulation du genou.

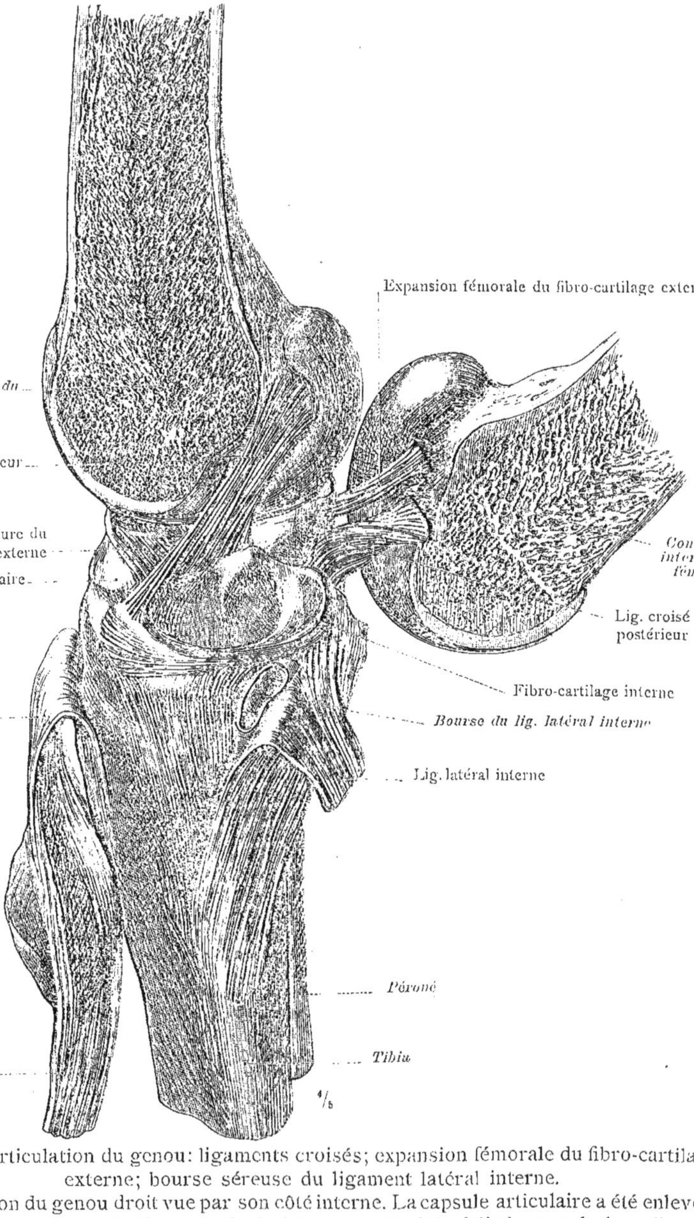

Expansion fémorale du fibro-cartilage externe

Condyle externe du fémur

Lig. croisé antérieur

Insertion antérieure du fibro-cartilage externe

Capsule articulaire

Condyle interne du fémur

Lig. croisé postérieur

Fibro-cartilage interne

Lig. rotulien

Bourse du lig. latéral interne

Lig. latéral interne

Rotule

Péroné

Tibia

Tendon du M. quadriceps crural

¹/₅

Fig. 474. Articulation du genou: ligaments croisés; expansion fémorale du fibro-cartilage externe; bourse séreuse du ligament latéral interne.

(Articulation du genou droit vue par son côté interne. La capsule articulaire a été enlevée; le ligament rotulien et le ligament latéral interne ont été réclinés vers le bas; l'extrémité inférieure du fémur a été sectionnée en deux parties par un trait de scie passant par l'échancrure intercondylienne; le condyle externe a été placé en extension sur le tibia, tandisque le condyle interne a été attiré en arrière et a subi autour de son axe et de dehors en dedans un mouvement de rotation de 180°.)

Articulation du genou.

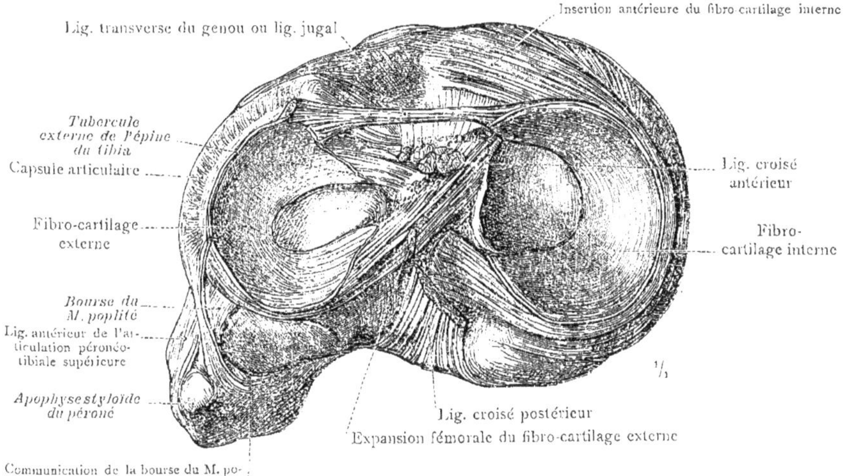

Fig. 475. Cavités glénoïdes du tibia et fibro-cartilages semi-lunaires vus d'en haut. Ligament transverse du genou ou ligament jugal. Insertions tibiales des ligaments croisés. Communication de la bourse séreuse du muscle poplité avec l'articulation péronéo-tibiale supérieure.

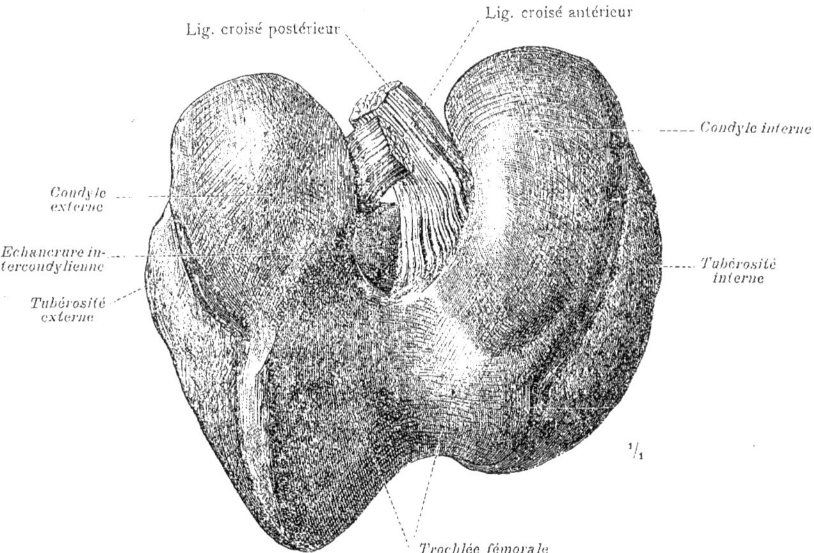

Fig. 476. Surface articulaire de l'extrémité inférieure du fémur avec les insertions fémorales des ligaments croisés.

Articulation du genou.

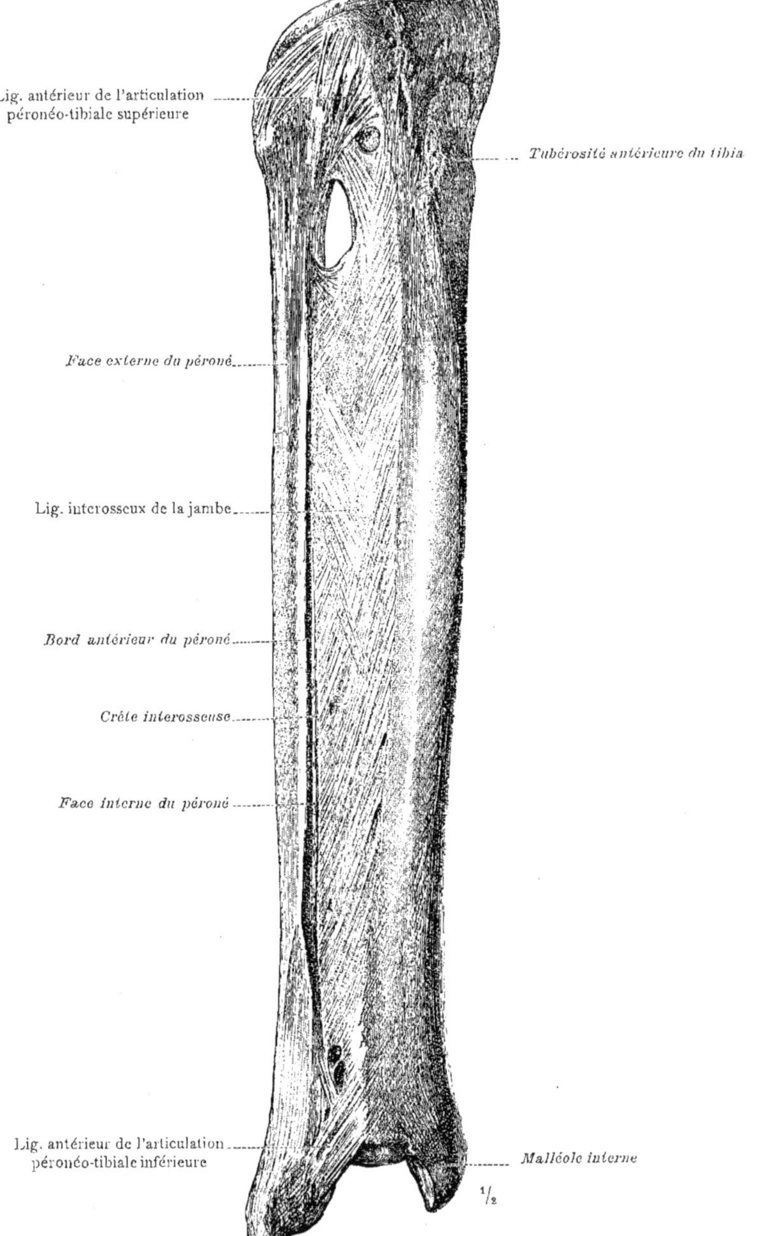

Fig. 477. Articulations péronéo-tibiales supérieure et inférieure. Ligament interosseux de la jambe. Vue antérieure.

Articulations des os de la jambe.

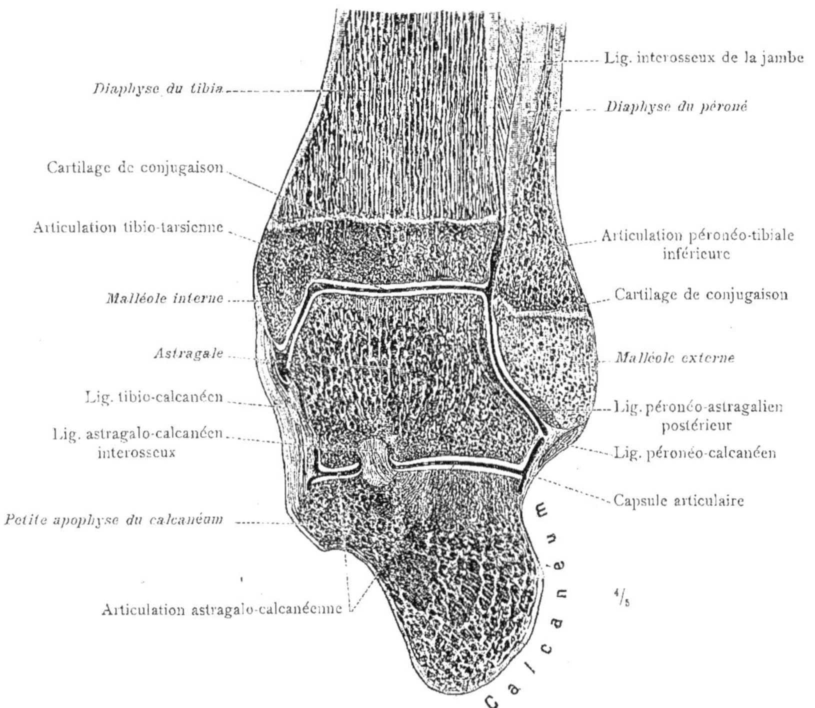

Fig. 478. Articulation tibio-tarsienne ou articulation du cou-de-pied. Articulation astragalo-calcanéenne. Rapports des épiphyses tibiale et péronière avec l'articulation tibio-tarsienne.
(Coupe frontale des articulations tibio-tarsienne et astragalo-calcanéenne droites, segment antérieur de la coupe.)

Articulations du pied.

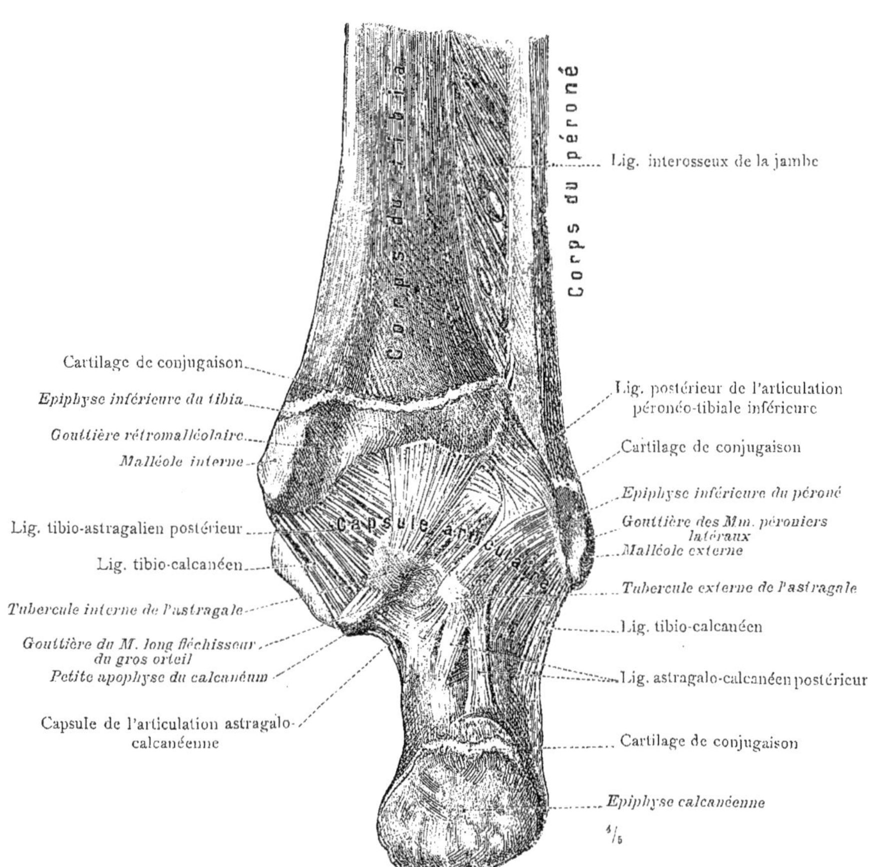

Fig. 479. Capsule articulaire et ligaments postérieurs des articulations tibio-tarsienne et astragalo-calcanéenne. Rapport des épiphyses tibiale et péronière avec l'articulation du cou-de-pied. Ligaments tibio-astragalien postérieur, tibio-calcanéen et péronéo-calcanéen. Ligament astragalo-calcanéen postérieur. Articulation péronéo-tibiale inférieure et son ligament postérieur.
(Vue postérieure des articulations tibio-tarsienne et astragalo-calcanéenne droites.)

Articulations du pied.

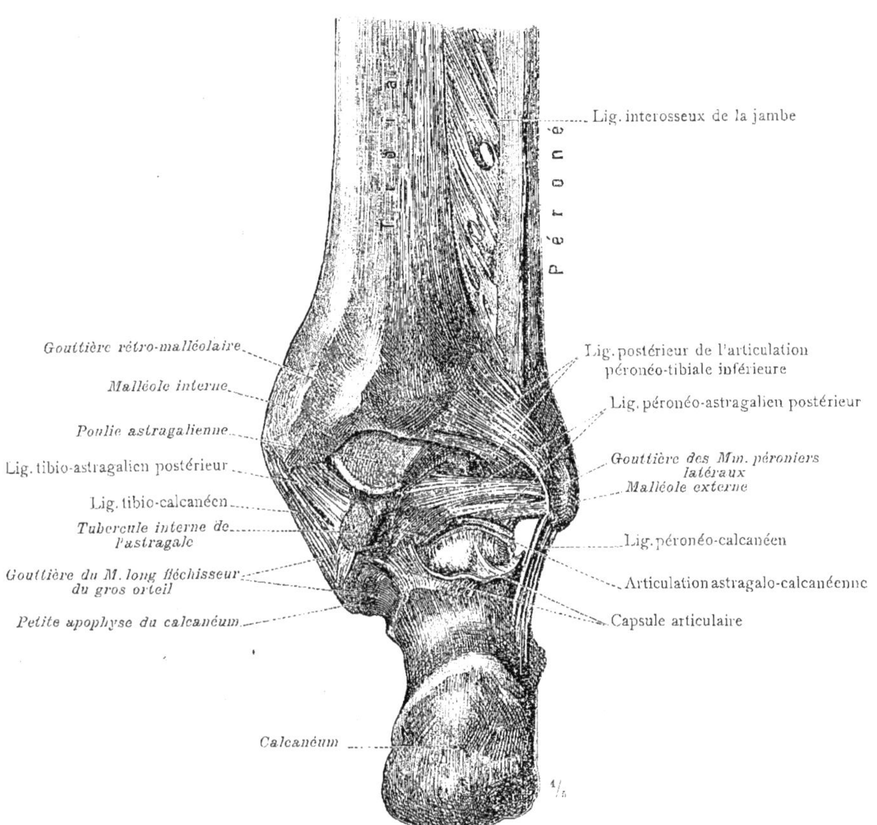

Fig. 480. Articulations tibio-tarsienne et astragalo-calcanéenne. Ligaments tibio-astragalien et péronéo-astragalien postérieurs; ligaments tibio-calcanéen et péronéo-calcanéen. (Vue postérieure des articulations tibio-tarsienne et astragalo-calcanéenne droites. La capsule de l'articulation tibio-tarsienne a été enlevée à l'exception de ses faisceaux de renforcement; la capsule de l'articulation astragalo-calcanéene a été détachée de l'apophyse postérieure de l'astragale et réclinée vers le calcanéum.)

Articulations du pied.

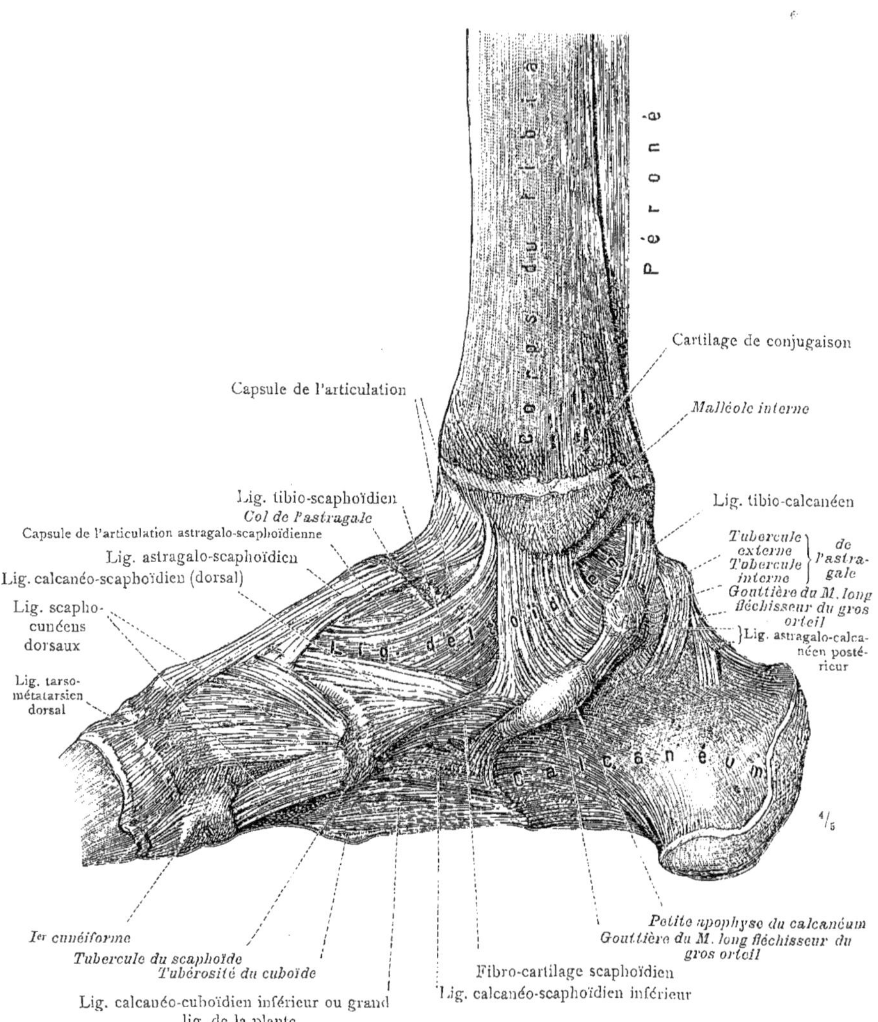

Fig. 481. Ligament latéral interne de l'articulation tibio-tarsienne, couche superficielle constituée par le ligament deltoïdien.
(Vue latérale interne du pied droit.)

Articulations du pied.

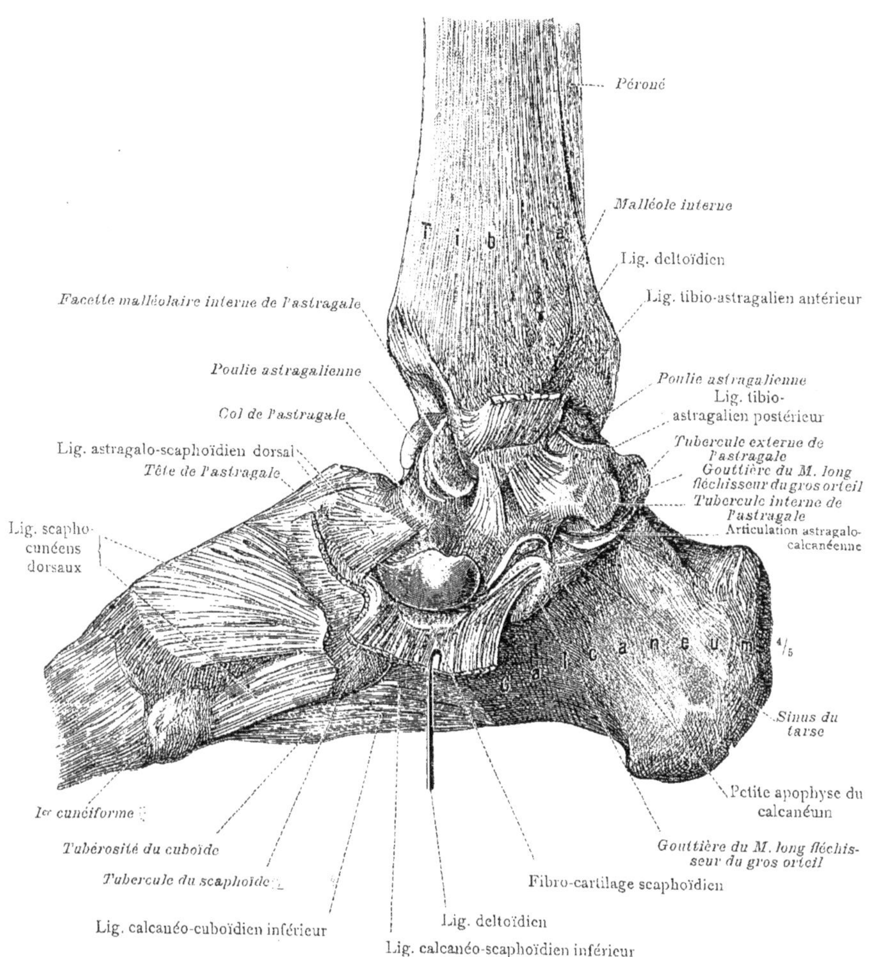

Fig. 482. Ligament latéral interne de l'articulation tibio-tarsienne, couche profonde. (Vue latérale interne du pied droit. Le ligament deltoïdien a été incisé transversalement et ses deux portions ont été réclinées vers le haut et vers le bas. La capsule des articulations tibio-tarsienne et astragalo-calcanéenne a été réséquée à l'exception des faisceaux profonds de renforcement.)

Articulations du pied.

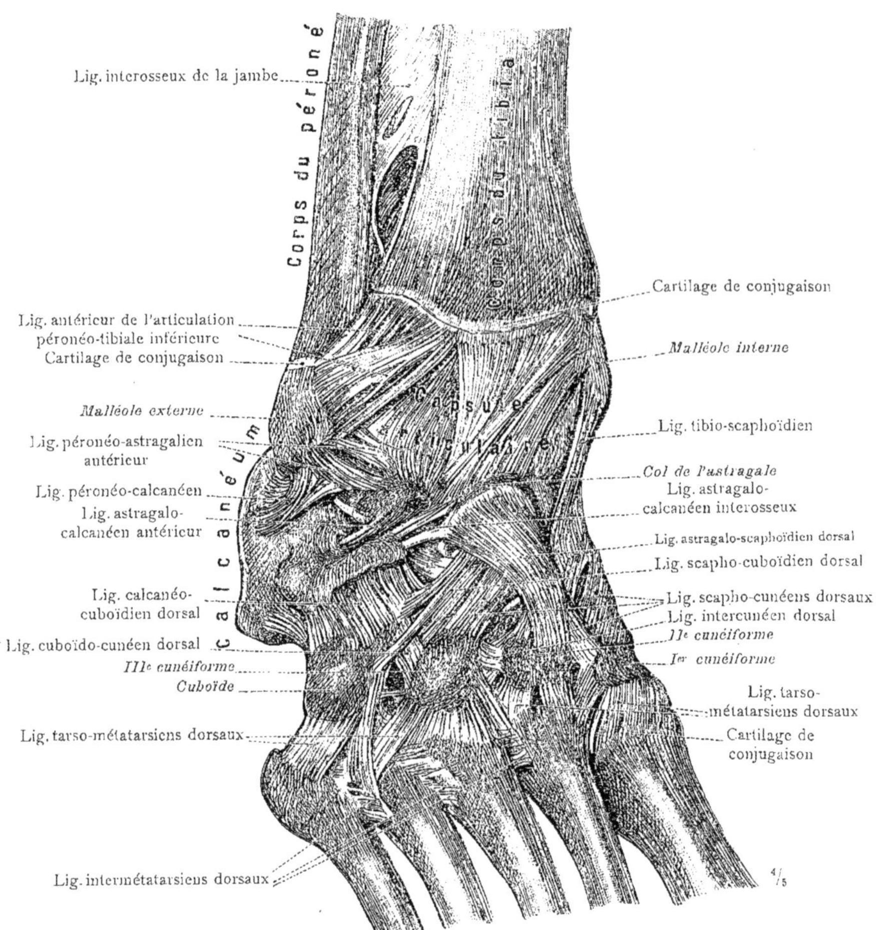

Fig. 483. Articulations tibio-tarsienne et péronéo-tibiale inférieure. Articulations médio-tarsienne, tarso-métatarsienne et intermétatarsiennes. Ligaments dorsaux du tarse et des articulations tarso-métatarsienne et intermétatarsiennes.
(Vue de la région dorsale du pied droit. Les articulations astragalo-calcanéenne, astragalo-scaphoïdienne et scaphoïdo-cunéennes ont été partiellement ouvertes.)

Articulations du pied.

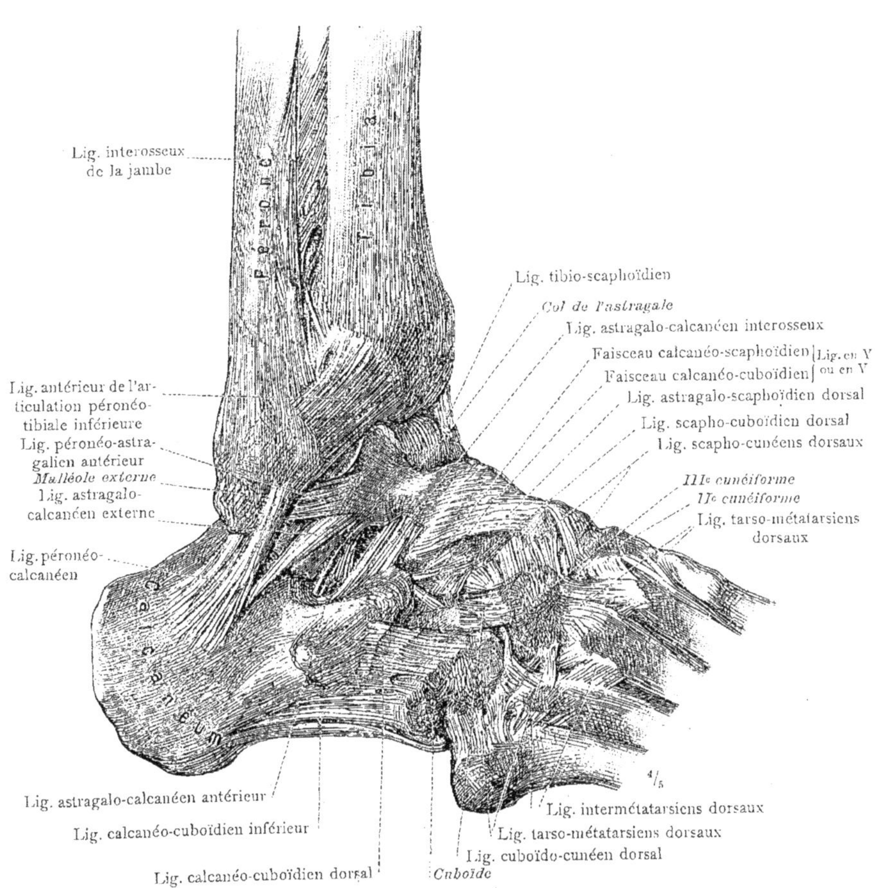

Fig. 484. Articulations tibio-tarsienne et astragalo-calcanéenne. Articulation péronéo-tibiale inférieure et son ligament antérieur. Ligaments péronéo-astragalien antérieur et péronéo-calcanéen. Ligaments astragalo-calcanéens externe, antérieur et interosseux. Articulations médio-tarsienne, tarso-métatarsienne et intermétatarsiennes. Ligaments dorsaux du tarse. Ligaments dorsaux des articulations tarso-métatarsiennes et inter-métatarsiennes.

(Vue latérale externe du pied droit. La capsule de l'articulation tibio-tarsienne a été enlevée jusqu'au niveau des ligaments latéraux. La portion externe de la capsule de l'articulation astragalo-calcanéenne a été également réséquée.)

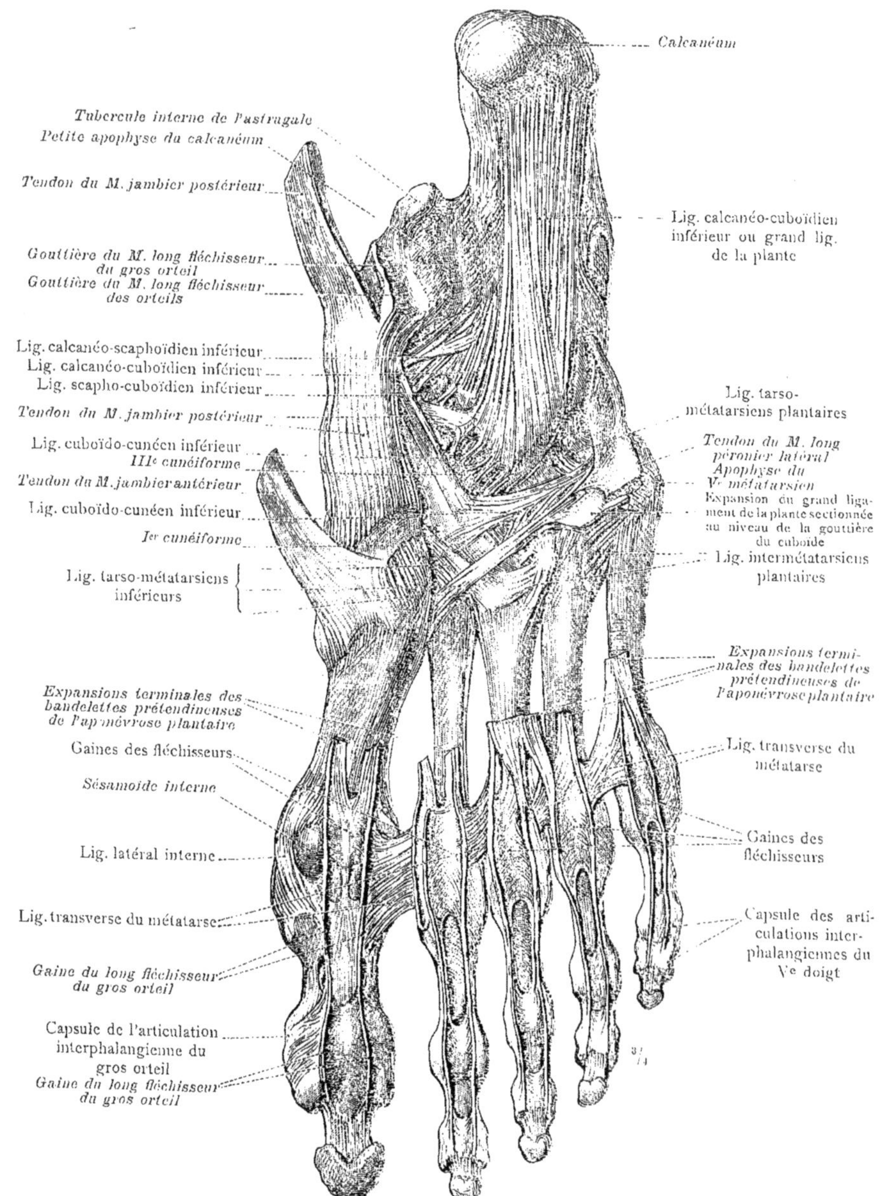

Fig. 485. Ligaments de la plante du pied (plan superficiel) et leurs rapports avec les tendons des muscles jambier antérieur, jambier postérieur et long péronier latéral. Ligaments inférieurs ou plantaires du tarse et des articulations tarso-métatarsiennes et intermétatarsiennes.

Articulations du pied.

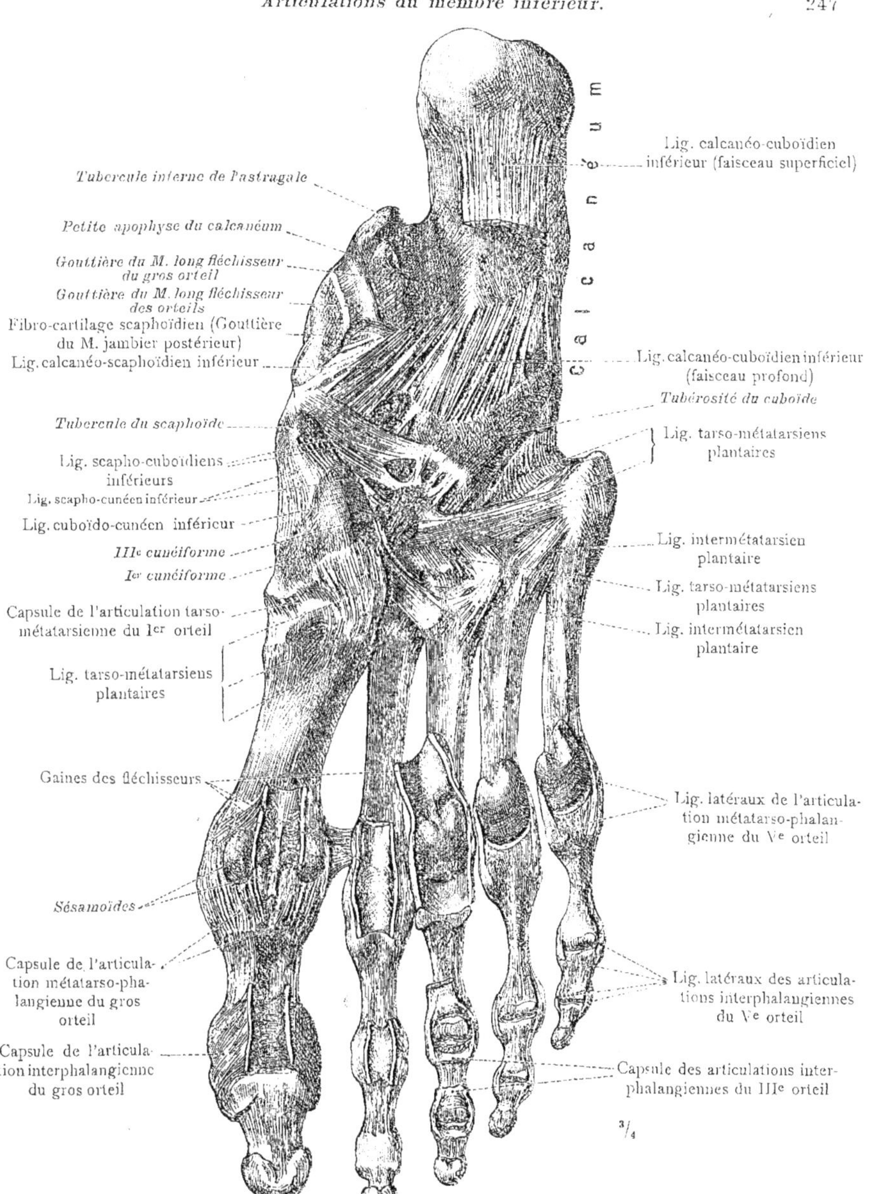

Fig. 486. Ligaments de la plante du pied (plan profond) et sésamoïdes de l'articulation métatarso-phalangienne du gros orteil. Même préparation que figure précédente sur laquelle on a enlevé les tendons des muscles, le grand ligament de la plante et le ligament transverse du métatarse.
(Les articulations métatarso-phalangiennes et interphalangiennes des orteils ont été en partie ouvertes.)

Articulations du pied.

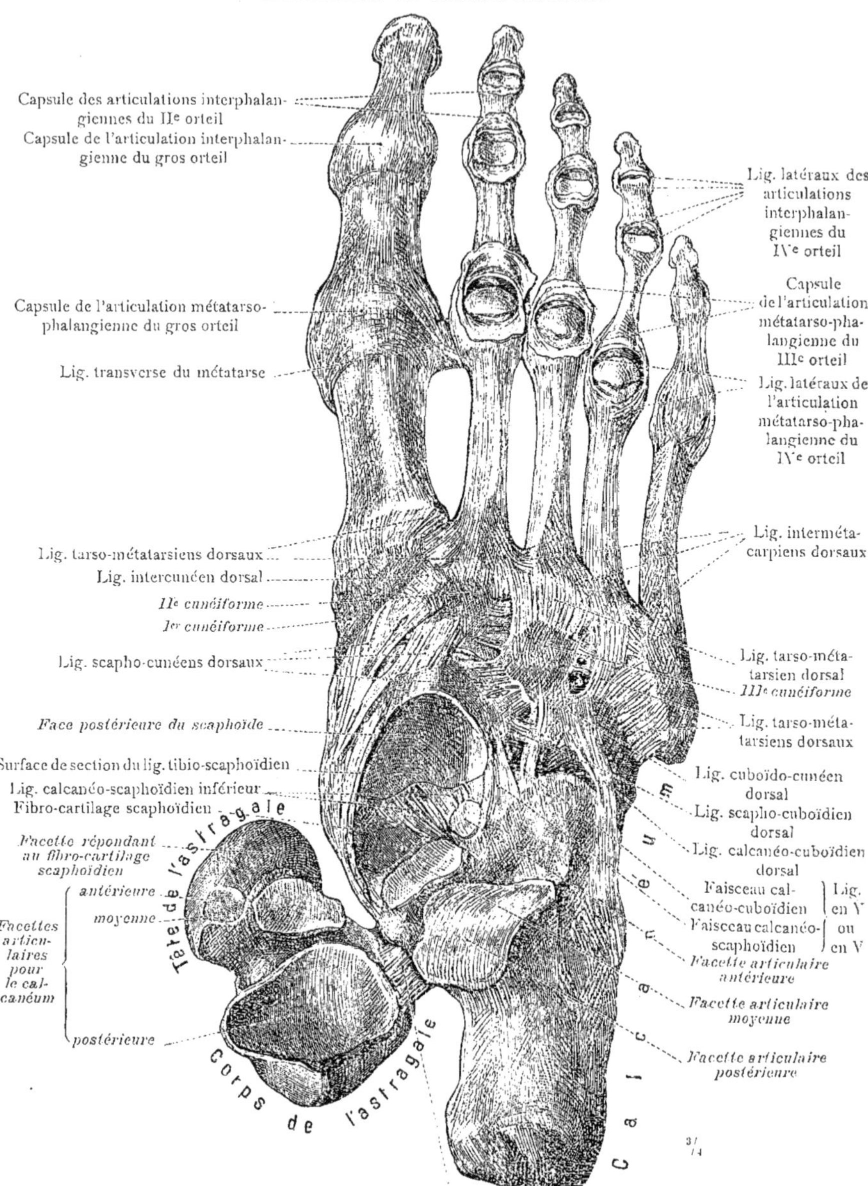

Fig. 487. Surfaces articulaires de l'articulation astragalo-calcanéenne. Ligaments profonds de la région dorsale du pied. Articulations métatarso-phalangiennes et interphalangiennes des orteils.

(Pied droit vu par sa face dorsale. La capsule de l'articulation astragalo-calcanéenne a été enlevée; le ligament astragalo-calcanéen interne a seul été conservé. L'astragale après résection du ligament astragalo-calcanéen interosseux a été retourné et présente sa face inférieure.)

Articulations du pied.

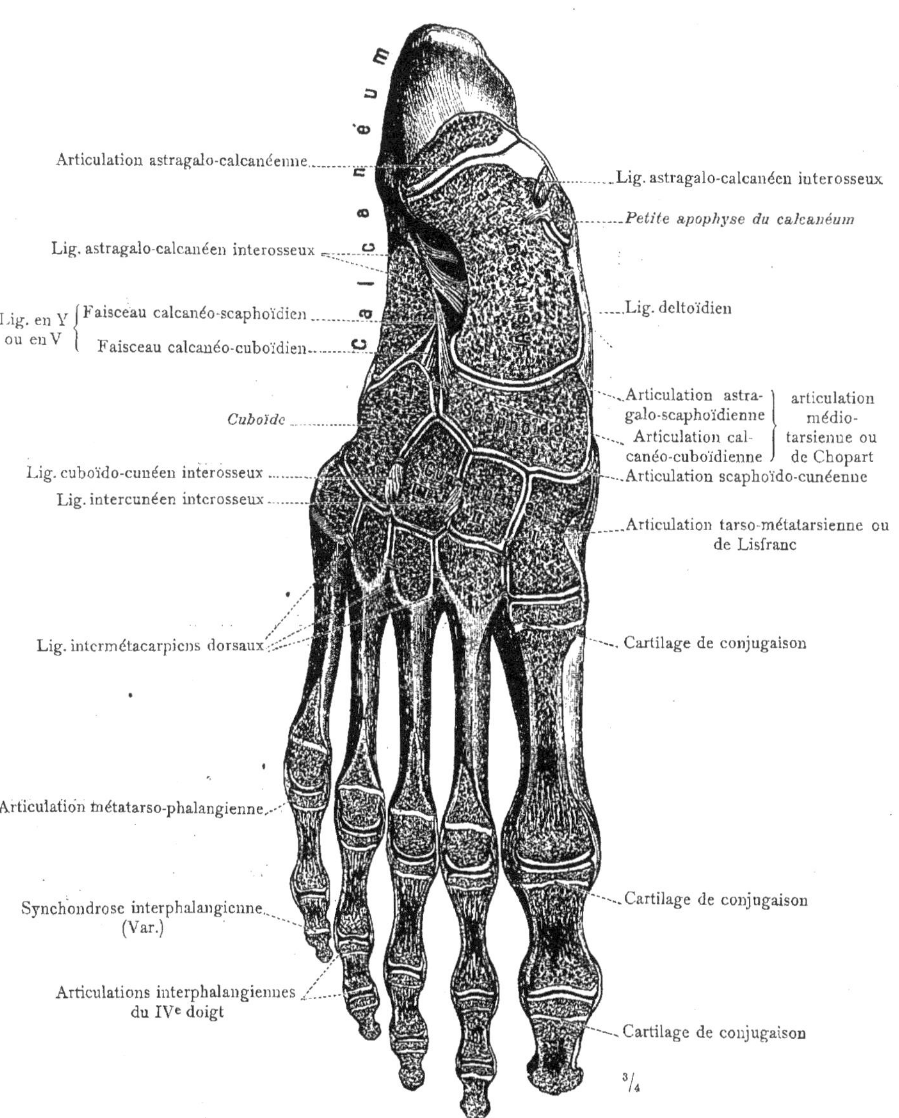

Fig. 488. Articulations médio-tarsienne et tarso-métatarsienne (articulations de Chopart et de Lisfranc). Ligaments interosseux du tarse et ligaments cunéo-métatarsiens interosseux. Articulations intermétatarsienne, métatarso-phalangiennes et interphalangiennes des orteils.
(Coupe transversale du pied droit chez un sujet de 17 ans.)

Articulations du pied.

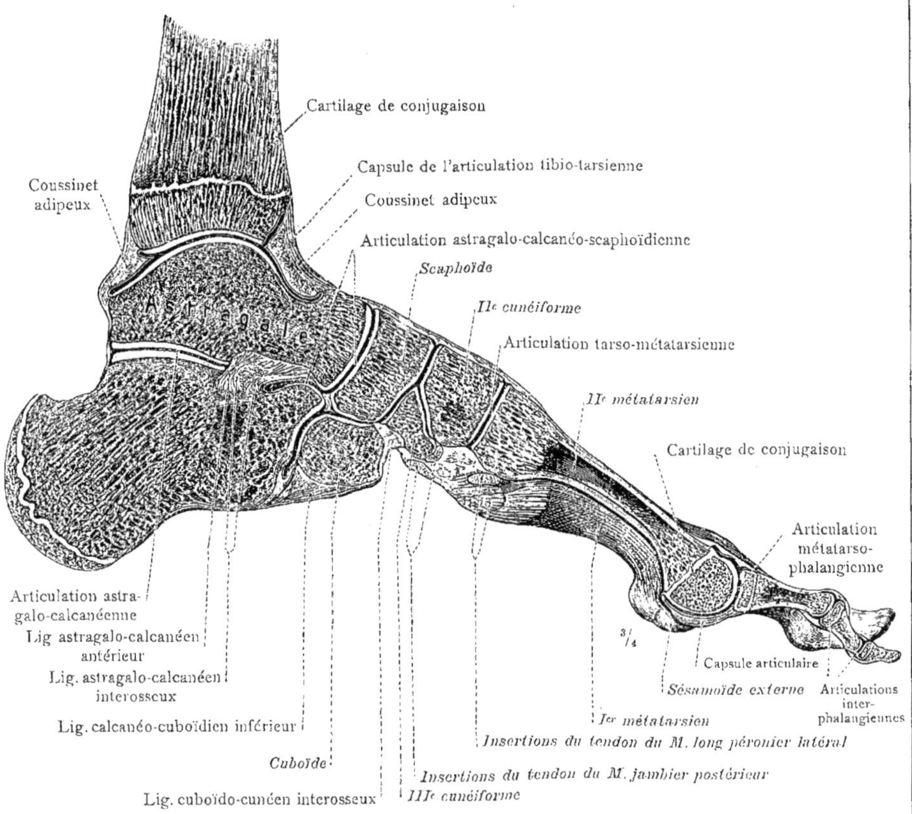

Fig. 489. Articulations du pied chez un sujet de 17 ans. Coupe sagittale du pied droit. (La coupe passe par l'extrémité inférieure du tibia, l'astragale, le calcanéum, le IIe cunéiforme, le IIe métatarsien et le IIe orteil.)

Articulations du pied.

TABLE ALPHABÉTIQUE DES MATIÈRES.

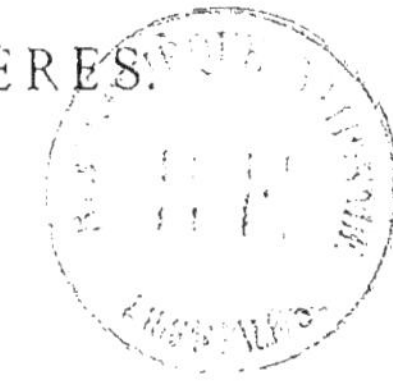

ARTHROLOGIE.

A.

B.

C.

M.

N.

Q.

P.

R.

S.

T.

Z.

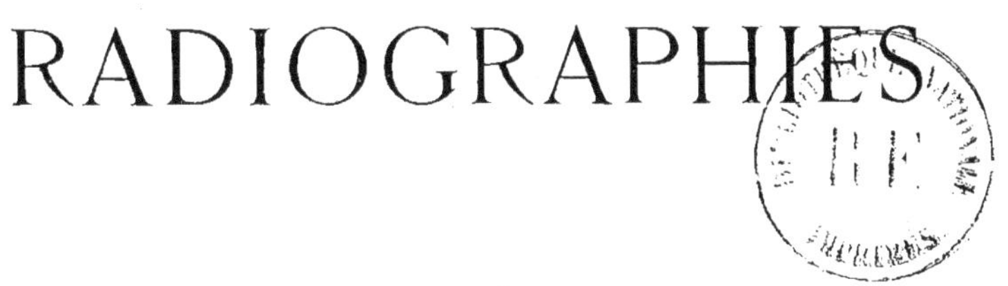

RADIOGRAPHIES

D'APRÈS LES CLICHÉS ORIGINAUX

DU DR. ROBERT KIENBÖCK,

PRIVATDOZENT À LA FACULTÉ DE MÉDECINE DE VIENNE.

Remarque. L'indication: Vue antéro-postérieure signifie que le tube de Röntgen se trouvait en avant et la plaque photographique en arrière du sujet. De la sorte la pénétration des rayons se faisant d'avant en arrière, la portion du corps radiographiée est vue comme si on la regardait par derrière. C'est dans un sens analogue qu'il faut entendre les désignations latéro-médiale, médio-latérale, postéro-antérieure; dans ce dernier cas, le tube se trouvait en arrière et la plaque en avant.

Tous les clichés ont été pris sur des sujets vivants. Les contours de la première figure ont été dessinés exactement d'après une épreuve originale. Les teintes ont pour but de rendre ce dessin schématique plus facilement lisible.

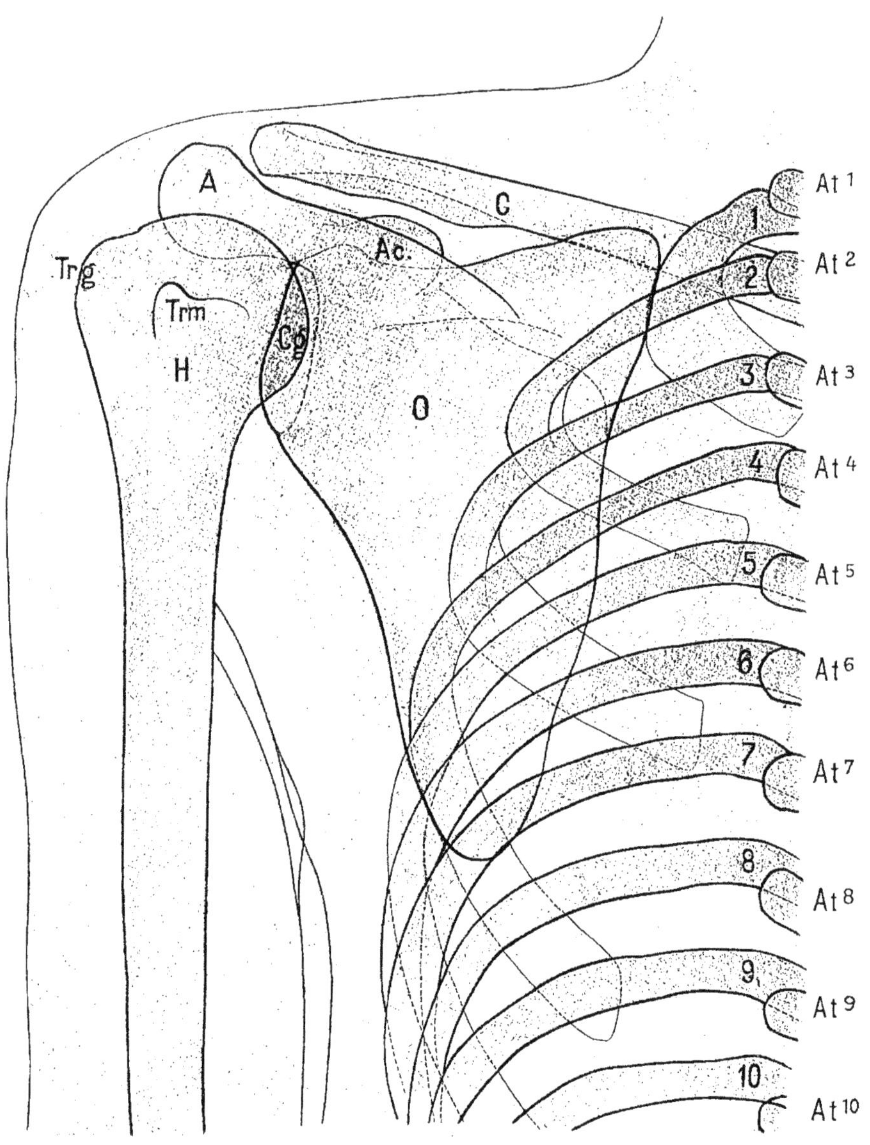

Contours de la radiographie suivante.

At Apophyses transverses gauches des dix premières vertèbres dorsales. *1—10* Extrémité postérieure des dix premières côtes gauches. *A* acromion. *C* clavicule. *H* humérus. *Ac* apophyse coracoïde. *Cg* cavité glénoïde de l'omoplate et tête de l'humérus. *O* omoplate. *Trg* Trochiter. *Trm* Trochin.

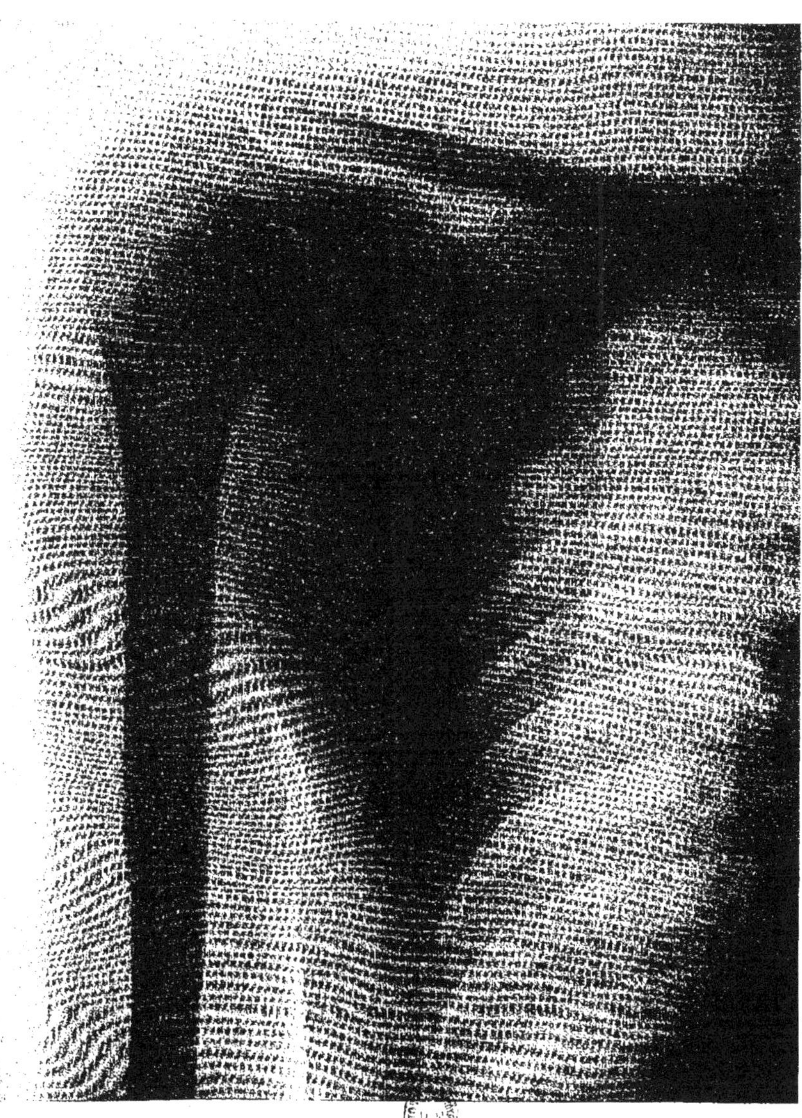

Articulation de l'épaule gauche, le bras pendant verticalement.
Vue antéro-postérieure. Environ $^{2}/_{3}$ de grandeur nature.

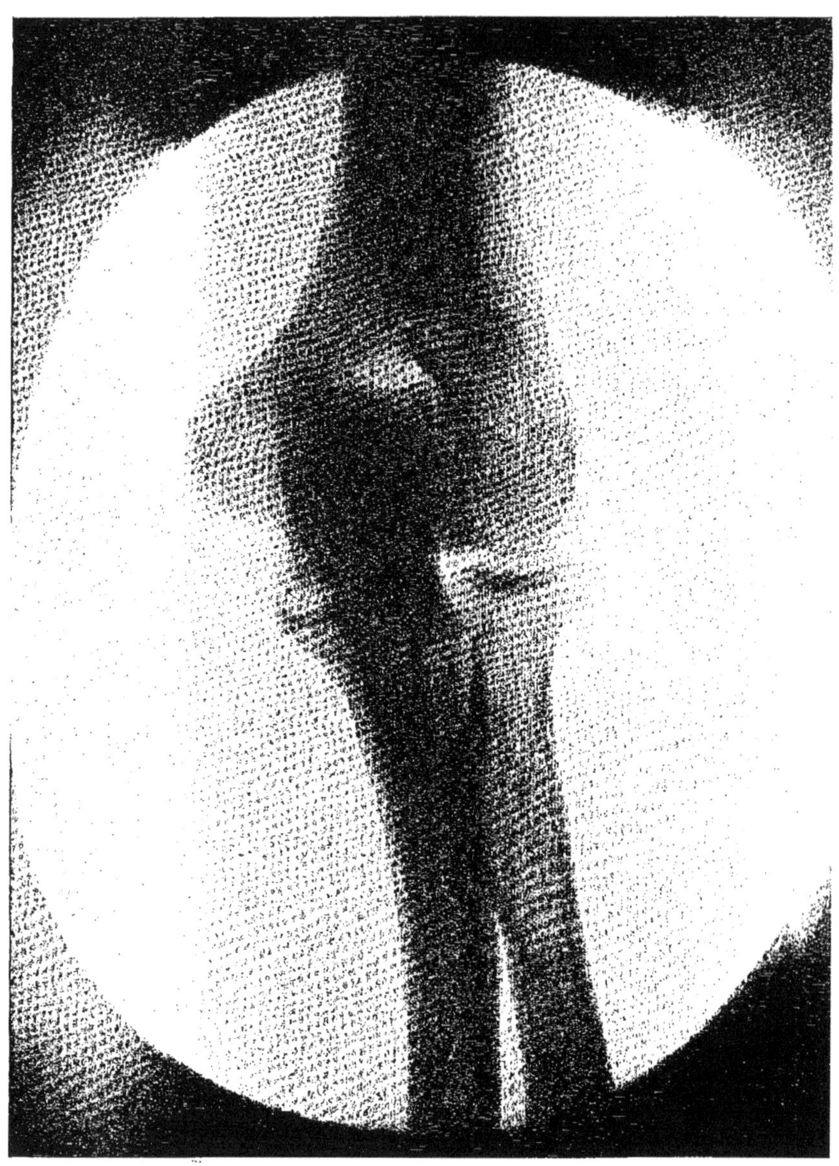

Articulation du coude droit en extension complète chez un sujet de 37 ans.
Vue antéro-postérieure. Environ grandeur nature.

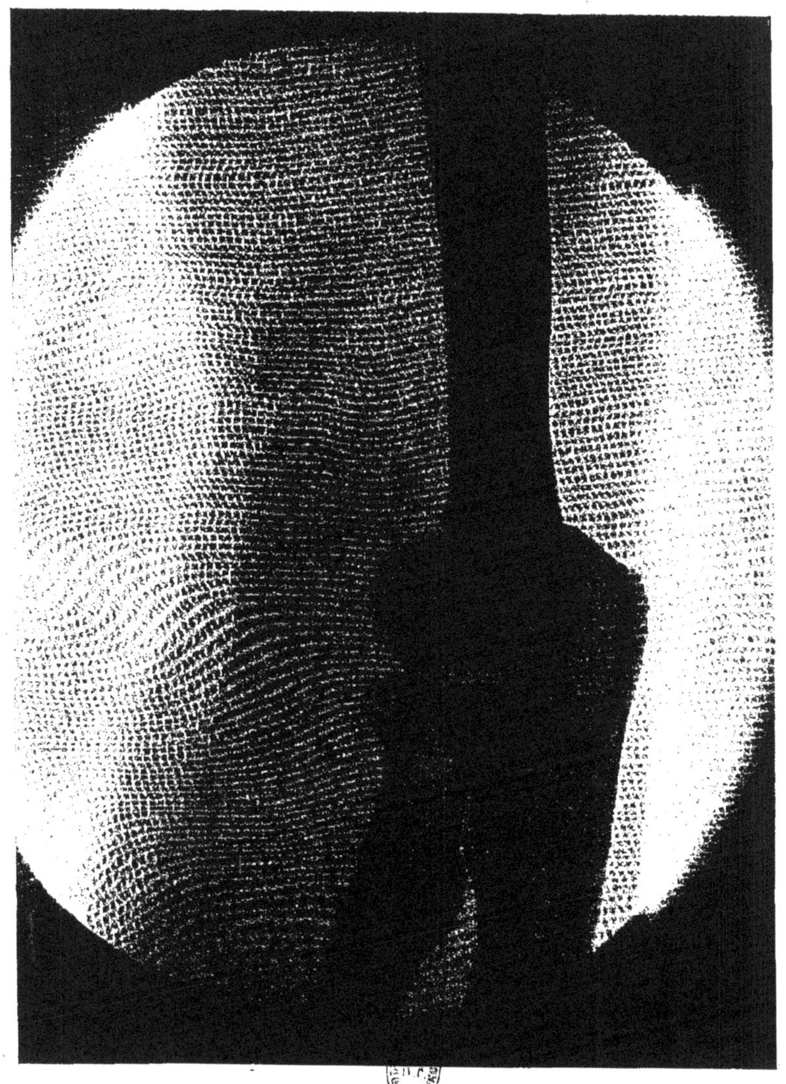

Articulation du coude droit en extension complète chez le même sujet. Vue latéro-médiale. Environ grandeur nature.

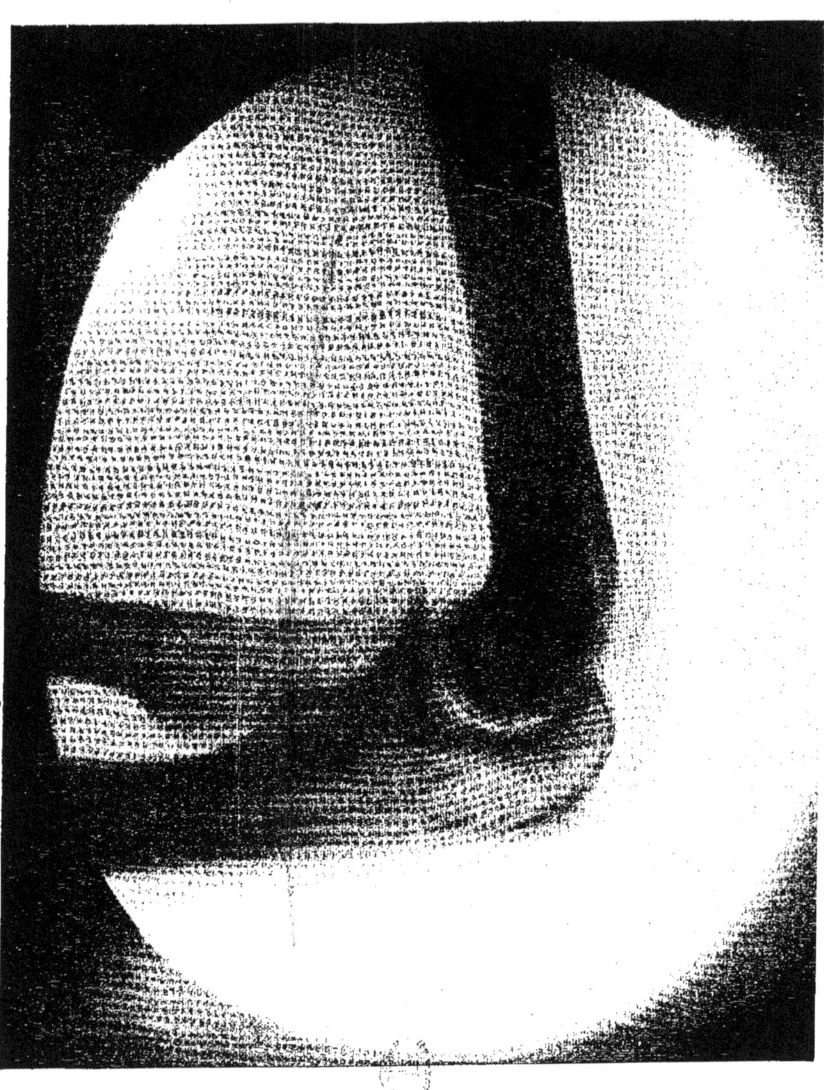

Articulation du coude droit en demi-flexion chez le même sujet.
Vue latéro-médiale. Environ grandeur nature.

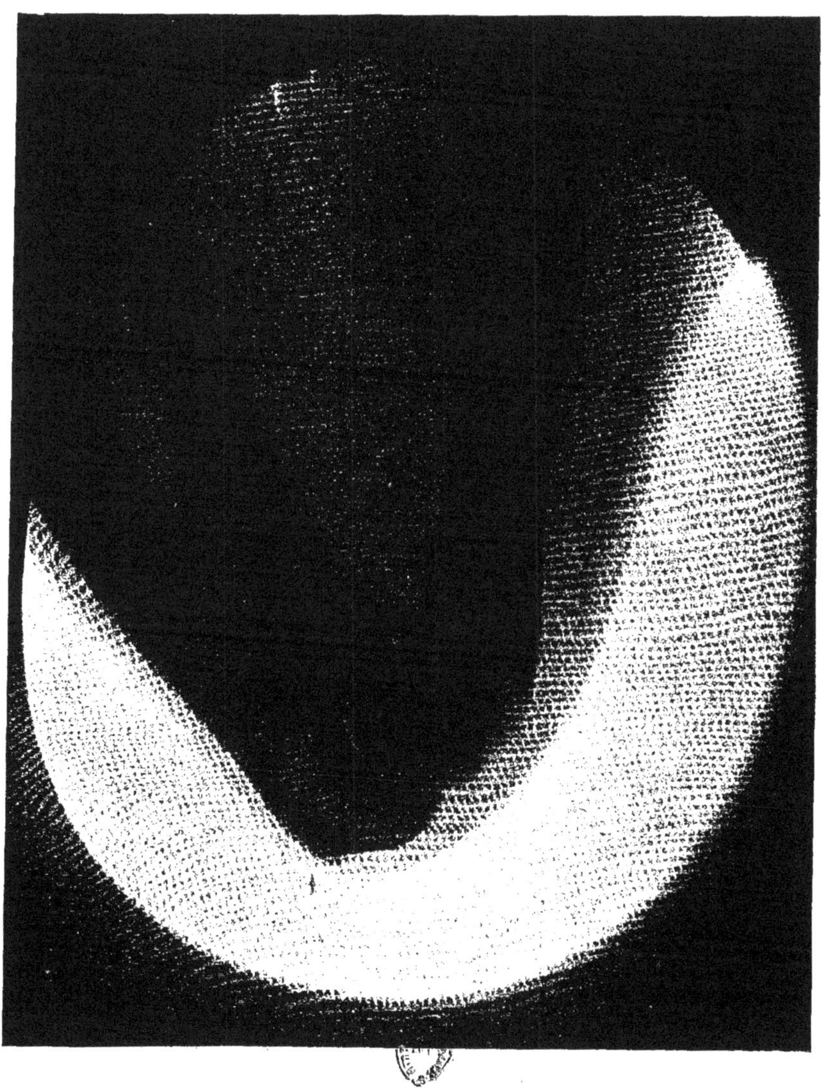

Articulation du coude droit en flexion complète chez le même sujet.
Vue latéro-médiale. Environ grandeur nature.

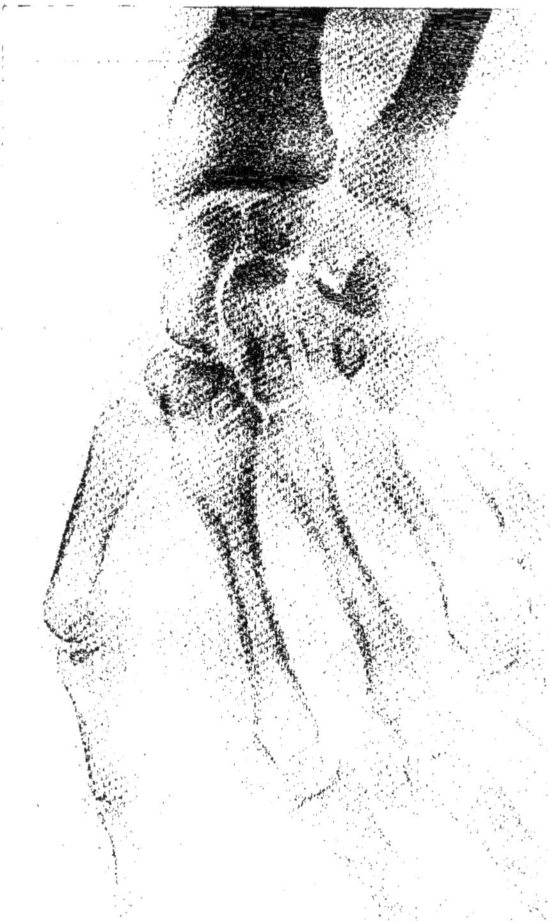

Main droite en adduction chez un sujet de 30 ans.
Vue postéro-antérieure. 4/5 de grandeur nature.

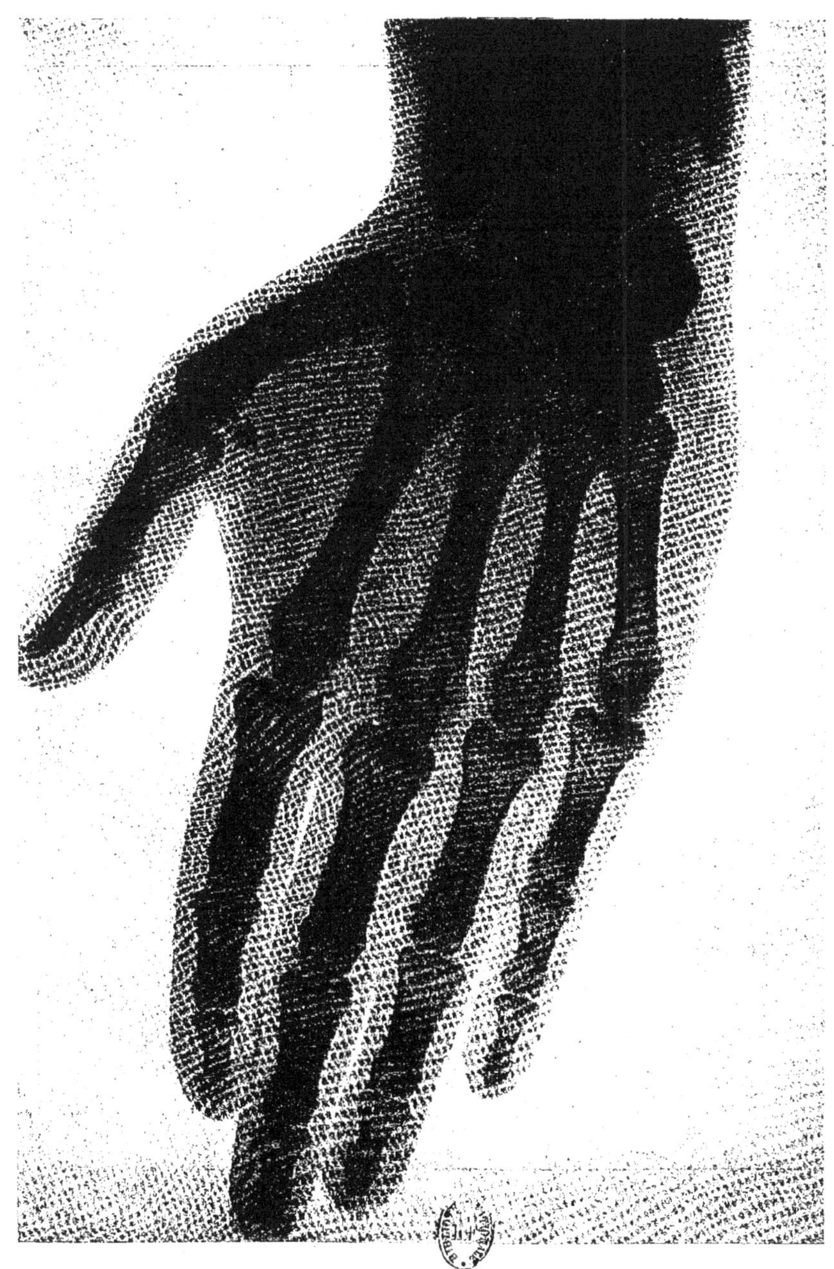

Main droite en abduction chez le même sujet.
Vue postéro-antérieure. 4/5 de grandeur nature.

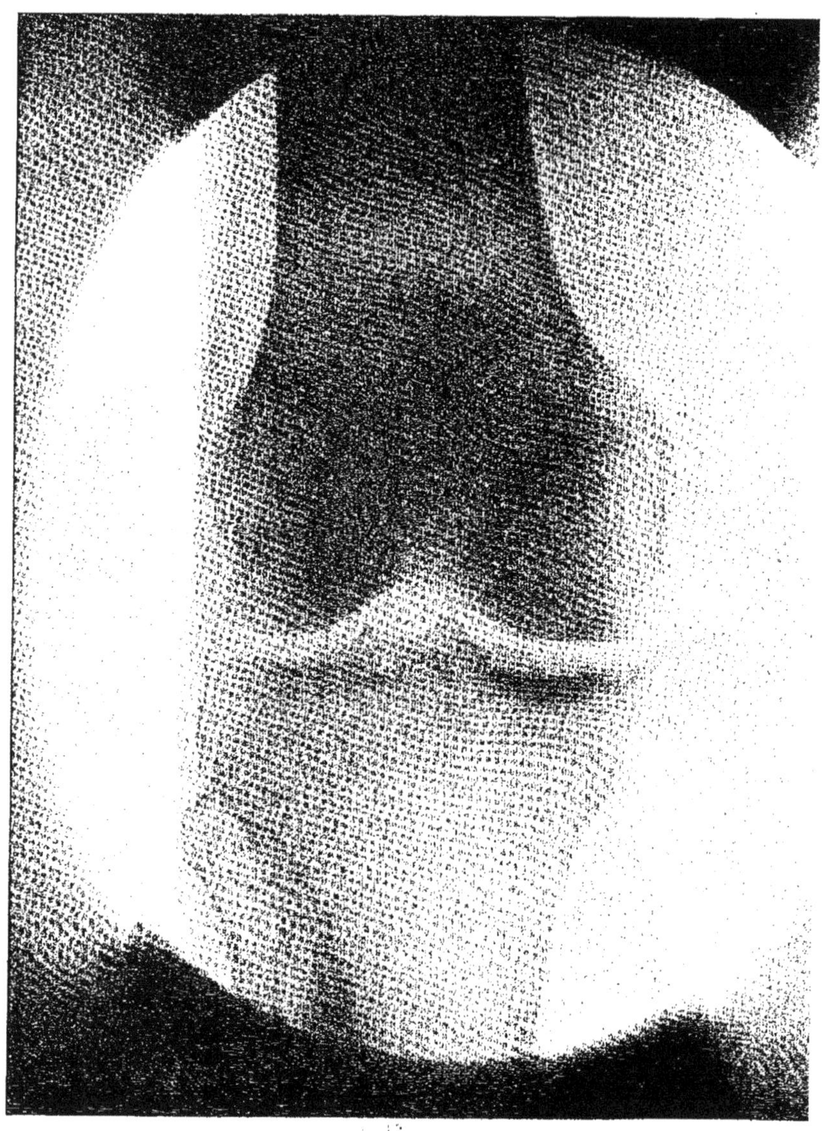

Articulation du genou gauche en extension complète chez un sujet de 37 ans.
Vue antéro-postérieure. Environ $^4/_5$ de grandeur nature.

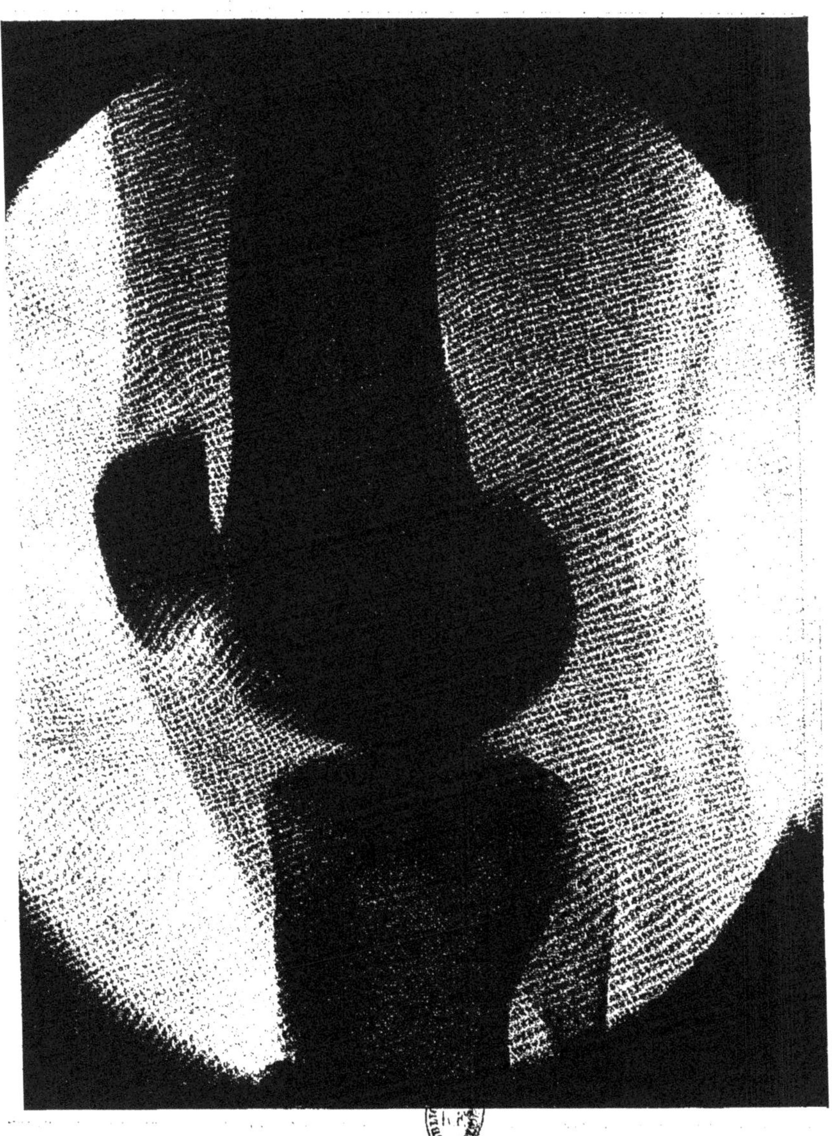

Articulation du genou en extension complète chez le même sujet.
Vue médio-latérale. Environ $^4/_5$ de grandeur nature.

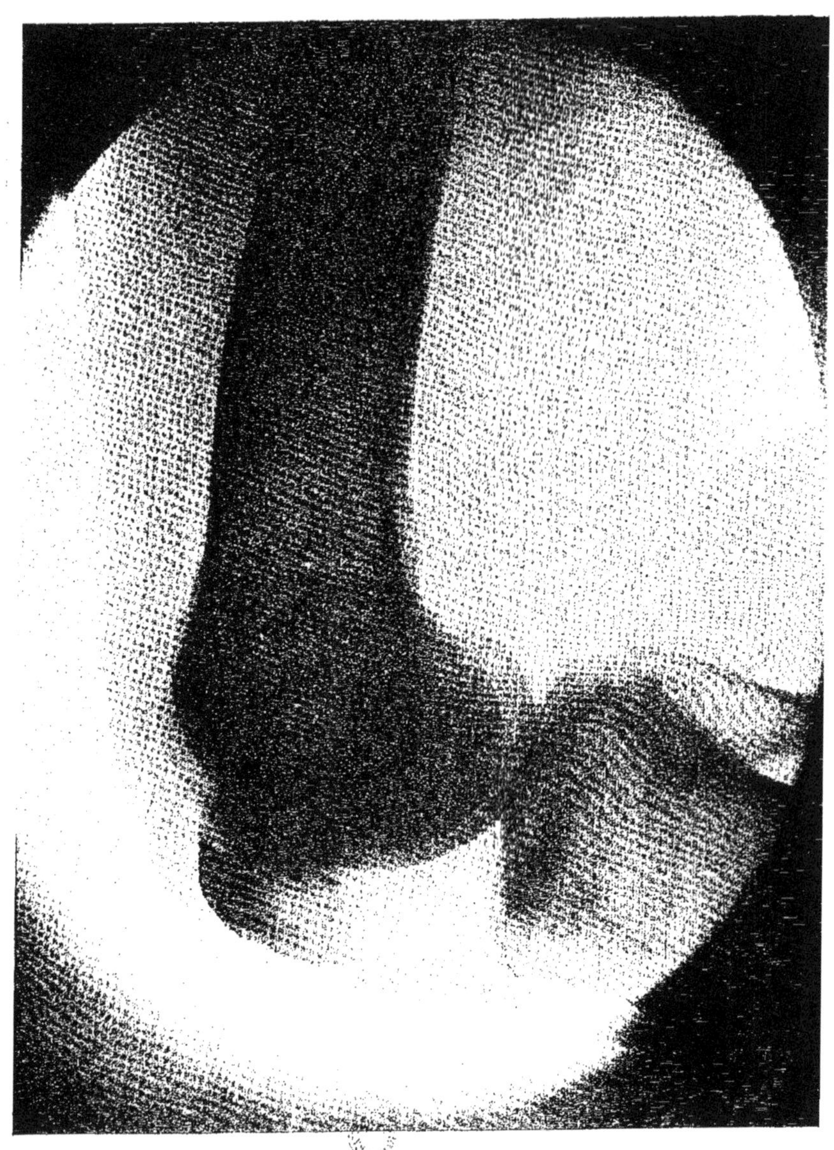

Articulation du genou en demi-flexion chez le même sujet.
Vue médio-latérale. Environ $^4/_5$ de grandeur nature.

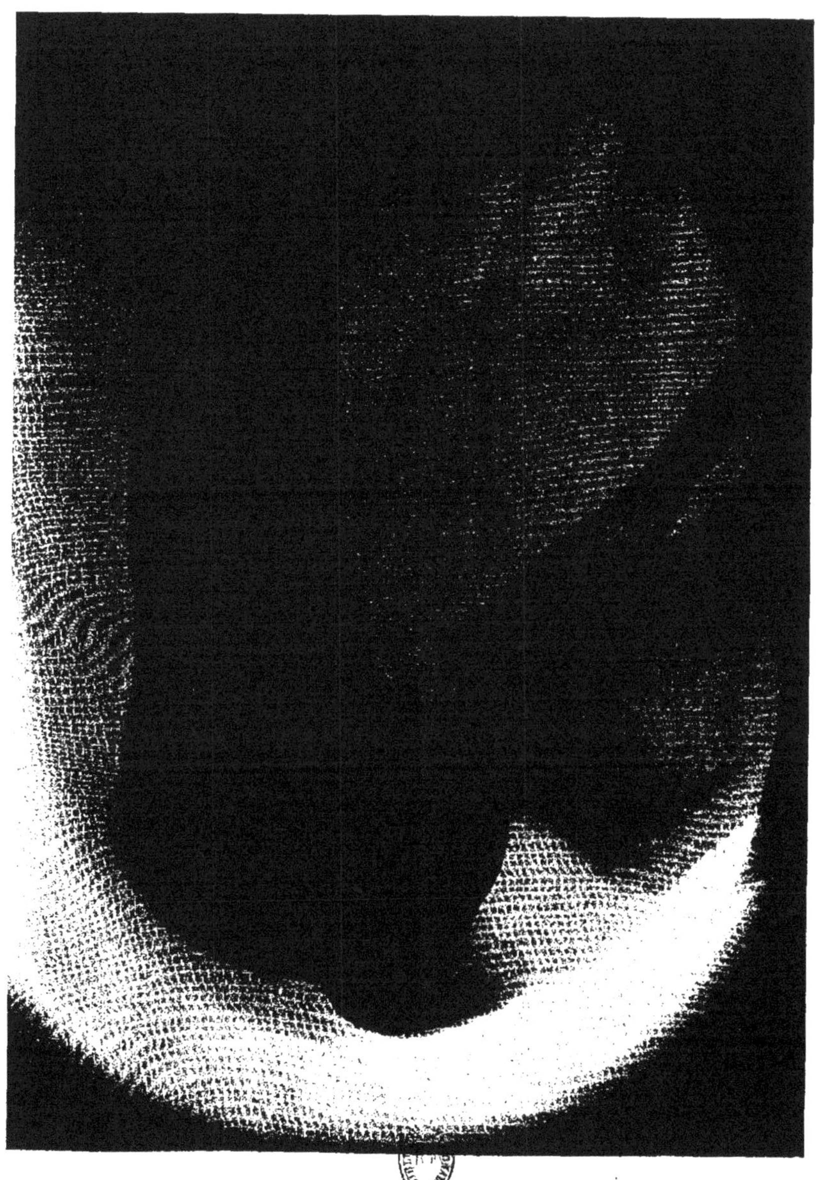

Articulation du genou en flexion complète chez le même sujet.
Vue médio-latérale. Environ 4/5 de grandeur nature.

www.ingramcontent.com/pod-product-compliance
Ingram Content Group UK Ltd.
Pitfield, Milton Keynes, MK11 3LW, UK
UKHW020156200726
13856UKWH00003B/1028

9 782012 472785